1955—1975 全国中医献方类编

第一辑 呼吸系统疾病秘验方

咳嗽 哮喘

李占东 主编

學苑出版社

图书在版编目(CIP)数据

咳嗽、哮喘：1955—1975 全国中医献方类编／李占东主编. —北京：学苑出版社，2019.5
ISBN 978-7-5077-5685-2

Ⅰ.①咳…　Ⅱ.①李…　Ⅲ.①咳嗽-验方-汇编②喘证-验方-汇编　Ⅳ.①R289.5

中国版本图书馆 CIP 数据核字(2019)第 080498 号

责任编辑：付国英
出版发行：学苑出版社
社　　址：北京市丰台区南方庄 2 号院 1 号楼
邮政编码：100079
网　　址：www.book001.com
电子信箱：xueyuanpress@163.com
电　　话：010-67603091(总编室)、010-67601101(销售部)
经　　销：新华书店
印 刷 厂：北京市京宇印刷厂
开本尺寸：880×1230　1/32
印　　张：5.75
字　　数：170 千字
版　　次：2019 年 7 月第 1 版
印　　次：2019 年 7 月第 1 次印刷
定　　价：39.00 元

1955—1975 全国中医献方类编

编委名单

主　编　李占东

副主编　郑　智　张　喆

编　委　（按姓氏笔画排序）

王淑华　王颖辉　冯　烨

杨凤英　杨金利　杨殿啟

李　军　岳红霞　徐秀兰

董群弟　傅开龙

前　言

随着人们对自身健康的愈加关注，了解、学习中医和中药已蔚然成风。尤其是那些经受住了临床验证而流传沿用至今的单方、验方、秘方，因其便于使用，能花小钱治大病，而深受读者、尤其是非医药专业的普通大众的喜爱。

一直以来，中医医家和学者均有将家传或收集的单方、验方、秘方刊刻出版的传统。据统计，历代方书中占绝大多数的都是单方、验方和秘方类，充分说明了这一类药方有确切的疗效和长久的生命力。

众所周知，受传统思想影响，许多中医都抱着“有子传子，无子传贤；无子无贤，抱卷长眠”的思想，验方秘方概不轻易外传。但在 20 世纪 50 到 70 年代，在政府的主导和动员下，搞过多次颇有成效的全国献方运动，许多老中医不仅公开交流了他们历年积累的医学经验，还纷纷献出了自己压箱底的治病药方。

如，四川省郫县 70 多岁的老中医钟载阳献出祖传治疗腹水的秘方，河北承德民间医生盛子章献出治疗梅毒的秘方，四川省江津市中医邱文正献出“跳骨丹”方，江苏省南通中医院的陈照献出治瘰疬方，河北省石家庄市中医献出治疗乙脑的秘方，江苏省南通季德胜献出季家六代祖传的蛇虫毒秘方，贵州省挖掘出著名的卢老太太治疗慢性肾炎的秘方，江苏省第二康复医院杨雨辰医师献出家传三代的验方四册，等等。

这些献方均由各省组织专家进行审核编纂，保留有确切疗效的，剔除有毒有害的，最终集结成书。遗憾的是，这些书很多后来一直没有再版，市场上也鲜有流传，导致昔日瑰宝被尘封多年。

为了使这一时期的珍贵药方不被丢弃泯灭，我们多方搜集 1955—1975 年间编纂的献方共 96 册。因为当时的献方运动是按照地区来开展进行，所以这些书也都是按照地区来编的，如河北省验方，山西省验方等。这样以地域为纲的编法，不便于现代人的阅读查用。所以，我们又把书中的献方顺序全部打乱，并按照常见疾病如胃病、哮喘等，重新编排成册，以更切合当今读者需求。

本着“有则多，无则少”的原则，本次整理出的这套丛书分为十辑，共 39 本。第一辑：呼吸系统常见疾病，共三本。第二辑：消化系统常见疾病，共六本。第三辑：泌尿系统常见疾病，共两本。第四辑：妇科常见病，共 7 本。第五辑：儿科常见病，共三本。第六辑：心脑血管常见疾病，共两本。第七辑：内分泌系统常见疾病，共两本。第八辑，其他常见病，共六本。第九辑：外科骨伤病，共三本。第十辑：五官科疾病，共四本。统一称为《1955—1975 全国中医献方类编》。

与市场上流行的很多药方出处不明也不知是否有效的方书不同，本套丛书最大特色就是献方的真实性，以及疗效的确切性。

之所以能这么肯定，还要从那场轰轰烈烈的全国献方运动说起。毫无疑问，那是一次全国范围内自上而下，深受当时政府重视的的中医运动。

1941 年 9 月，陕甘宁边区国医研究会召开第二次代表会议，与会中医献出治疗夜盲症、腹痛、心痛、花柳等病的祖传秘方十余种，这是中国共产党领导的中医工作中第一次公开献方，意在打破传统中医的保守风气，使验方、秘方能广泛传播，为民所用，并借此提高中医政治地位。

此后，边区组织各地召开医药研究会和医药座谈会，发现了很多模范医生，也公开了很多秘方。

1944 年，既是中医业者，又素为毛泽东所推重的陕甘宁边区政府副主席李鼎铭再次号召中医者公开各自的秘方。

1955 年 3 月召开的全国卫生科学研究委员会第一届第四次会议强调："……对中医中药知识和中医临床经验进行整理和研究，搜集和整理中医中药书籍（包括民间验方、单方），使它提高到现代的科学水平，是我们医学科学研究工作者的光荣任务。"从而明确指出要对献方进行整理研究并集结出版，全国各地均积极响应号召。

较早开展此项工作的是江苏省徐州市卫生局。1954 年 10 月，徐州市卫生局聘请了 9 名经验丰富的中医对该地区所献验方进行甄审，并将这些验方分为三类：第一类是用于治疗常见病，且临床已证实有效；第二类是用于治疗常见病，临床上认为使用有效而尚未经科学证实者；第三类是治少见病或有离奇药，临床疗效不显著者。经过层层筛选，最后，仅从第一、二类验方中选出了 18 个确有实效的进行推广。

同样的，为确证献方疗效，杭州市卫生局组织中西医生进行共同讨论和分析；南通市则召开“中医验方试用座谈会”，由中医师介绍验方试用情况并进行讨论。

虽然全国各地对验方进行筛选的具体做法不尽相同，但都是稳妥而令人信服的。

1955年，江苏、福建两省出版了中医验方集。1956年，山西、江苏、河北、辽宁、黑龙江、福建6省相继出版了中医验方集；1957年，云南、四川、河南、广东、山东、陕西6省及西安市出版了中医验方集，河北、山西、黑龙江等省则出版了验方续集；1958年，广西、吉林、安徽、贵州、青海等省和重庆市、武汉市也组织出版了验方集，江苏、河南两省则出版了验方续集。

这些验方集出版后，都深受读者好评，一版再版。

1958年10月11日，毛泽东主席指出：“中国医药学是一个伟大的宝库，应当努力发掘，加以提高。”于是，采集单方、验方、秘方之举由面向中医从业者迅速扩大为全国范围内的群众运动。可以说，此时的献方运动已经带有了强烈的政治色彩，各地“先后编出了数以百计的中医验方集”，献方数量之庞大令人震撼，但内容良莠不齐的情况也开始出现。

值得一提的是，由浙江中医研究所实验确证“蝌蚪避孕单方”无效的报道于1958年4月发表于《人民日报》，该报还在《编后》中告诫：“民间单方在经过科学分析、实验和研究鉴定后再进行推广，才能对人民健康有所保证！”

同年11月，《人民日报》社论要求，“必须组织人力把这些民间药方分门别类地加以整理，并进行研究和鉴定”。说明当时已注意到，不经过细致的研究整理和验证就大事推广，是不妥当的。必须本着认真负责的态度，进行去粗取精和去伪存真的工作。

之后很长的时间里，全国各地整理出版的献方集基本遵循此原则，对药方的可靠性和有效性进行把关，不再一味追求多和全。如江西省中医药研究所整理出版的《锦方实验录》仅“精选了附有治验的255方”。

单方、验方、秘方既然多年来不断传承并在民间得以运用，必然有其独特的治疗价值，我们理应重视并将其传承推广下去。所以本套丛书按照常见疾病对献方进行分类归纳，相较当时对药方按照地域划分的方式，明显现在的编排更方便读者查找使用。

本着对献方者的尊重，方中的计量单位仍保留原样（多为钱、两），不予以修改。

中医“法可定，方无穷”，尽信方不如无方，故读者在查询使用时尽量能咨询相关专家，辨证论治与专病专方相结合。当然在本套丛书的编纂过程中，我们将含有毒性药物、国家现已明确规定不能使用药物的药方，以及带有明显迷信色彩的药方均一一进行剔除，希望能尽量保证本套书中献方的安全性和有效性，也希望这些目前看来仍不为大众熟知的单方、验方、秘方能早日为人民健康作出应有的贡献。

本套丛书从开始四处搜集资料到终于成书面世，历时近十年！原始资料的搜集、翻拍，对大量资料内容的进一步甄别、整理，每一册书中所收录验方的删选、归类，药物剂量的逐一核实，都花费了大量的时间和人力。在此，还要特别感谢提供资料的刘小军，不厌其烦整理内容、调整版式的郑杰，以及在成书过程中给予很多建议和方案的学苑出版社陈辉社长，感谢他们多年以来的支持和付出！

最后，希望这套颇具特色的验方系列丛书，能发挥出它们独特的治疗价值，并能得到应有的重视和广泛的传播！

学苑出版社　付国英

2019 年 6 月 11 日

目　　录

一、一般咳嗽 …… (1)
二、痰饮咳嗽 …… (36)
三、五劳七伤咳嗽 …… (40)
四、久咳 …… (47)
五、哮喘 …… (55)
六、咳血 …… (113)
附：肺出血 …… (136)
七、咳脓痰/脓血 …… (140)
八、百日咳 …… (169)

一、一般咳嗽

咳嗽是呼吸道最常出现的症状之一，可分为外感咳嗽和内伤咳嗽。外感咳嗽主要是因为外感邪气导致，如风寒、风热等；内伤咳嗽则是因为身体脏腑气机失调而影响到肺，如痰热、气虚、阴虚等，都可以引起咳嗽。

外感咳嗽多为急性咳嗽，治疗当以祛邪宣肺为主。内伤咳嗽多属慢性咳嗽，治疗以调理脏腑、气血为主。

【主治】 咳嗽。

【方药】 花生米红皮

【用法】 水煎服。

【出处】 沽源县（《十万金方》第六辑）。

【主治】 夜间咳嗽甚者。

【方药】 甘草

【制法】 切片。

【用法】 临睡时含口中，勿令咽下，便可终夜不咳，但日间尚须兼服他药治之。

【出处】 曾禄高（《中医采风录》第一集）。

【主治】 畏寒咳嗽。

【方药】 生姜二两

【制法】 烧炭，研为末，分作四包。

【用法】 每天服一包，元酒一两送下。

【出处】 新乡李炎（《河南省中医秘方验方汇编》续一）。

【主治】 昼夜咳嗽。

【方药】 甜杏仁（去皮尖）一两

【制法】 捣烂如泥。

【用法】 早晚各服一次，服时加冰糖少许，开水送下，连服三日即愈。

【出处】 曾禄高（《中医采风录》第一集）。

【主治】 咳嗽。

【方药】 蝙蝠一个

【制法】 烧焦研末（除翅足）。

【用法】 开水冲服。

【出处】 孝感县（《湖北验方集锦》第一集）。

【主治】 治咳嗽不分老少。

【方名】 火烧柿饼方（民间土方）

【方药】 柿饼四两

【用法】 用火烧热，随烧随吃，轻者一二次好，重者三四次痊愈。

【出处】 峰峰县郭日禄（《十万金方》第十二辑）。

【主治】 因燥热所致咳嗽。

【方药】 大竹叶菜四两

【用法】 煎取浓汁，用鸡鸭蛋一个，照煮荷包蛋方法煮食（加糖也可以）。

【出处】 威远县中医研究组（《四川省中医秘方验方》）。

【主治】 咳嗽不止。

【方药】 蕺耳根（又名猪鼻孔）适量

【用法】 煎鸡蛋服，连吃几次即见效。

【出处】 威远县中医研究组（《四川省中医秘方验方》）。

【主治】 寒咳。

【方药】 威灵仙适量

【用法】 煎鸡蛋吃。

【出处】 威远县中医研究组（《四川省中医秘方验方》）。

【主治】 咳嗽。

【方药】 大萝卜

【用法】 用水煮熟，蘸白糖吃。

【出处】 西宁铁路医院曹竖琴（《中医验方汇编》）。

【主治】 咳嗽。

【方药】 甜杏仁一两

【用法】 加糖煮吃。

【提示】 按年龄大小，杏仁可增减用量。

【出处】 西宁铁路医院张慕莲（《中医验方汇编》）。

【主治】 咳嗽。
【方药】 白萝卜汁一个
【用法】 生的少半，熟的多半，与红蜂蜜调匀服之。
【提示】 二三次即愈。
【出处】 西宁铁路医院李晶莹（《中医验方汇编》）。

【主治】 火咳，痰浓而黄。
【方药】 佛指甲花二钱
【制法】 调鸡蛋一个蒸好，或加水煎汤。
【用法】 一次服用。
【出处】 杨济中（《贵州民间方药集》增订本）。

【主治】 风寒咳嗽，止喉痒喘息。
【方药】 厓椒一钱
【制法】 去其中黑子。
【用法】 开水整粒吞服。
【出处】 （民间验方《贵州民间方药集》增订本）。

【主治】 风寒咳嗽、体弱神虚。
【方药】 一朵云四钱
【制法】 蒸猪肉四两，或加水煎汤。
【用法】 内服，一次服完。
【出处】 民间流行（《贵州民间方药集》增订本）。

【主治】 咳嗽因于寒者。
【方药】 食盐

【制法】 炒热用布包好。
【用法】 晚上临睡时，贴于背心。
【出处】 湖北省卫生干校卫生班（《湖北验方集锦》第一集）。

【主治】 咳嗽黑痰。
【方药】 陈芥菜水
【制法】 和开水冲。
【用法】 温服。一日三次，每次一茶杯。
【出处】 鄂城县（《湖北验方集锦》第一集）。

【主治】 肺热咳嗽。
【方药】 大瓜蒌（去瓤）一个
【制法】 子炒熟和壳研细，面糊为丸如桐子大。
【用法】 每次米汤吞服二三十丸，日服二次。
【出处】 梁既明（《中医采风录》第一集）。

【主治】 咳嗽。
【方药】 桑叶五钱
【用法】 烤干煎水喝。
【出处】 西宁铁路医院（《中医验方汇编》）。

【主治】 消痰止咳润肺。
【方药】 贝母一两
【用法】 研为细末，炼蜜为丸，内服。
【出处】 西宁铁路医院辛虞生（《中医验方汇编》）。

【主治】 老幼咳嗽。

【方药】 柿饼一个　正川贝一钱

【用法】 以上二味，水八分炖服。

【出处】 长泰县卫协会（《采风录》第一集）。

【主治】 新久咳嗽。

【方药】 炙麻黄一钱　生双皮五钱

【制法】 水煎。

【用法】 内服。

【出处】 新乡任保福（《河南省中医秘方验方汇编》续一）。

【主治】 干咳嗽。

【方药】 芝麻四两　白糖一两

【用法】 炒食。

【出处】 李海亭（《河南省中医秘方验方汇编》）。

【主治】 咳嗽。

【方药】 樟脑一分　肉桂一分

【制法】 二药乳细和匀，上膏药上。

【用法】 贴肺俞穴。

【出处】 湖北省中医学院彭德本（《湖北验方集锦》第一集）。

【主治】 虚火咳嗽、胎咳。

【方药】 冬桑叶一把　鸭蛋二个

【制法及用法】 先将桑叶加水煮沸一时许，再将鸭蛋去壳放入锅内，煮熟食之。

【提示】 桑叶有清火镇咳之效，与鸭蛋合之，能清虚火而滋阴，对虚火咳嗽者有效。

【出处】 邓桂芳（《成都市中医验方秘方集》第一集）。

【主治】 咳嗽（无外感者）。

【方药】 白果十粒　冰糖一小块

【制法】 在饭上蒸熟。

【用法】 一次食尽。

【出处】 大悟县（《湖北验方集锦》第一集）。

【主治】 咳嗽（无外感者）。

【方药】 鲜百合四两　鲫鱼一尾（约半斤）

【制法】 将鱼腹剖开，去内脏，放入百合煮熟。

【用法】 一次食完。

【出处】 蒲圻李桂芳（《湖北验方集锦》第一集）。

【主治】 咳嗽（无外感者）。

【方药】 川贝母二钱　猪心肺一个

【制法】 二味共煮。

【用法】 三次食完。

【出处】 孝感县（《湖北验方集锦》第一集）。

【主治】 咳嗽不止。

【方药】 生姜汁半茶杯　蜂蜜两匙　放茶杯内

【用法】 用滚开水冲服，三四次可愈。

【出处】 敦化县苑旭东（《吉林省中医验方秘方汇编》第三辑）。

【主治】 咳嗽。

【方药】 白莲花朵七个　冰糖二两

【用法】 放盅中开水冲饮即愈。

【出处】 枣强县刘景桥（《十万金方》第十二辑）。

【主治】 寒火咳嗽。

【方药】 红糖二两　大梨一个

【制法】 把梨切成片，把糖一层层地撒在梨上，蒸熟。

【用法】 一次吃完，连三个。

【出处】 峰峰闫孟林（《十万金方》第十二辑）。

【主治】 咳嗽。

【方药】 冰糖五钱　水梨一个

【用法】 一起蒸熟吃。

【出处】 西宁铁路医院谭文华（《中医验方汇编》）。

【主治】 咳嗽。

【方药】 白萝卜两个　荞麦面适量

【用法】 将萝卜切成小块，裹以荞麦面，用香油炸透之，不要放盐。

【出处】 西宁铁路医院张云霞（《中医验方汇编》）。

【主治】 咳嗽。
【方药】 大葱头三个 大黄一钱
【用法】 用香油炸透，去渣，将油服之。
【出处】 西宁铁路医院张云霞（《中医验方汇编》）。

【主治】 咳嗽。
【方药】 胡桃仁一两 蜂蜜五钱
【用法】 烘在火上加热吃。
【出处】 西宁铁路医院郭国才（《中医验方汇编》）。

【主治】 镇咳，并止腰酸背痛。
【方药】 铁筷子二钱 蜂蜜一两
【制法】 将铁筷子炒黄，加蜂蜜蒸。
【用法】 内服，一次服完。
【出处】 田明德（《贵州民间方药集》增订本）。

【主治】 水呛咳嗽，止咳化痰，解喉咙痒涩。
【方药】 水白芷（鸭儿芹）根五钱 水白菜五钱
【制法】 加水两小碗，煎汤一小碗。
【用法】 内服。
【出处】 陈芳国（《贵州民间方药集》增订本）。

【主治】 咳嗽连声不止。
【方药】 生姜汁半杯 糖二匙
【用法】 开水冲。内服。
【出处】 鄂城县（《湖北验方集锦》第一集）。

【主治】 咳嗽（无外感者）。

【方药】 枇杷叶三至五钱　红糖适量

【制法】 前药用开水泡汁，与红糖冲。

【用法】 内服。

【出处】 鄂城县（《湖北验方集锦》第一集）。

【主治】 咳嗽热痰。

【方药】 瓜蒌一个　牛蒡子四两

【制法】 共研细末。

【用法】 每服三钱，酒送下。

【出处】 鄂城县（《湖北验方集锦》第一集）。

【主治】 咳嗽有痰。

【方药】 甘草　桔梗各三钱

【制法】 用开水泡汁。

【用法】 内服。

【出处】 鄂城县（《湖北验方集锦》第一集）。

【主治】 老年咳嗽。

【方药】 透骨草（鲜者四两，干者一两）　瘦猪肉四两

【制法及用法】 用瘦猪肉炖药服。

【提示】 老年咳嗽，内因为病者俱多，猪肉补肾气虚竭，透骨草能驱散风寒，又能清除胃中虚热，肾气充沛则火平，咳自息。

【出处】 马华文（《成都市中医验方秘方集》第一集）。

【主治】 咳嗽声音嘶哑（俗名鸭青痨）。

【方药】 尖贝五钱 星片一两

【制法】 碾细。

【用法】 每日一次，每次三钱蒸鸡蛋服，连服一星期有效。

【出处】 易道生（《中医采风录》第一集）。

【主治】 咳嗽。

【方药】 百部 生姜各等分

【制法】 捣汁。

【用法】 兑白开水服，或单用百部泡酒，每次服一杯，日三服。

【出处】 梁既明（《中医采风录》第一集）。

【主治】 虚热咳嗽。

【方药】 花粉一两 人参三钱

【制法】 碾末。

【用法】 每服一钱米汤送下。

【出处】 梁既明（《中医采风录》第一集）。

【主治】 咳嗽。

【方药】 生姜四两 桐油五钱

【制法】 先将生姜捣细同桐油混和用粗纸包裹，放火上烤热。

【用法】 趁热敷背心。

【出处】 黄陂县肖耀庭（《湖北验方集锦》第一集）。

【主治】 咳嗽。
【方药】 生西瓜子仁　冰糖各一两
【用法】 水煎服。
【提示】 发汗即愈。
【出处】 西宁铁路医院（《中医验方汇编》）。

【主治】 干咳无痰。
【方药】 桃仁一两　杏仁一两
【用法】 研成细末，炼蜜为丸，如桐子大，每服三钱，姜水送服。
【禁忌】 孕妇不宜服。
【出处】 西宁铁路医院（《中医验方汇编》）。

【主治】 咳嗽
【方药】 青菜根（去皮）一两　冰糖三钱
【用法】 水煎服。
【出处】 小桥职工医院林世芳（《中医验方汇编》）。

【主治】 肺病咳嗽、盗汗。
【方药】 折耳根叶二两　猪肚子一个
【制法】 将折耳根叶置猪肚子内炖汤。
【用法】 汤肉一齐服下，连用三剂，每三日使用一剂。
【出处】 陈继焜（《贵州民间方药集》增订本）。

【主治】 肺病咳嗽。
【方药】 折耳根一两　鸡蛋二个

【制法】 加水一小碗煮折耳根，去渣留汁，再将鸡蛋打入，煮成蛋花。

【用法】 汤蛋一次服用，一日一次，连用五日。

【出处】 陈仲寅（《贵州民间方药集》增订本）。

【主治】 咳嗽。

【方药】 款冬花三钱　冰糖五钱

【用法】 煎汤作茶饮。

【提示】 本方宜于咳声清高，用以清润肺金者。

【出处】 南靖县超美金联蔡益仔（《采风录》第一集）。

【主治】 年老畏寒咳嗽。

【方药】 生姜二两　红糖二两　红枣二两去核

【制法】 三味共捣如泥。

【用法】 每饭后服三钱，开水送下。

【出处】 新乡任金生（《河南省中医秘方验方汇编》续一）。

【主治】 咳嗽吐浓痰，喉痛气紧。

【方药】 尖贝母四钱　桔梗二钱五分　甘草一钱

【制法】 共研细末。

【用法】 每日服三次，每次服一钱二分，用白开水送下。

【出处】 凌宗明（《四川省医方采风录》第一辑）。

【主治】 老年咳嗽。

【方药】 生姜四两　麻油四两　蜂蜜半斤

【制法】 共熬成膏。

【用法】 早晚各一汤匙，开水送服。

【出处】 大悟县涂大觉（《湖北验方集锦》第一集）。

【主治】 咳嗽，由于肺燥者。

【方药】 川贝母二钱　冰糖适量　梨子一枚

【制法】 贝母冰糖捣碎，梨子剖开去心，再将贝母、冰糖置梨中，蒸熟。

【用法】 一次食完。

【出处】 孝感专署唐德芳（《湖北验方集锦》第一集）。

【主治】 咳嗽（无外感者）。

【方药】 白部四两　胡桃肉四两　蜂蜜四两

【制法】 前二味共煎取汁，和蜜收膏。

【用法】 每次服一钱，开水冲服。

【出处】 孝感专署杨子超（《湖北验方集锦》第一集）。

【主治】 妇女产前、后及老年咳嗽。

【方药】 川贝三钱　茯苓二钱　山药一钱

【用法】 共为细面，用鸡蛋两个打开合药面一同放在碗内，搅匀后用开白水冲服。两次服之，服时可加白糖，一日早晚两次，此方服一周为一个疗程。

【治验】 经治疗病例很多，效果良好。

【出处】 东辽县关宝才（《吉林省中医验方秘方汇编》第三辑）。

【主治】 咳嗽。

【方药】 川贝一钱 蔻仁一钱 砂仁一钱

【用法】 共为细面，每服二钱，白糖水冲服。

【出处】 前郭旗高恩清（《吉林省中医验方秘方汇编》第三辑）。

【主治】 新久咳嗽无痰者。

【方药】 川贝二两 白糖半斤 江米二斤

【制法】 将以上药物共为细面，开水泼粥。

【用法】 早晚服。

【出处】 安国县刘卓宣（《十万金方》第十二辑）。

【主治】 肺燥咳嗽不止。

【方药】 川贝母一两 南沙参五两 白合三两

【用法】 将以上药共为细末。每次用三钱，冲米汤服，早晚各服一次。

【疗效】 本方润燥、镇咳有特殊效果。

【出处】 重庆市第一中医院唐阳春（《四川省中医秘方验方》）。

【主治】 咳嗽（由阴虚而无外感者）。

【方药】 冬青子四两 旱莲草四两 蜂蜜适量

【制法】 前二味水煎取汁，用蜂蜜冲。

【用法】 内服。

【出处】 鄂城县（《湖北验方集锦》第一集）。

【主治】 咳嗽。

【方药】 川贝　茶叶各一钱　水糖三钱

【制法】 碾末。

【用法】 白开水送下。

【出处】 梁既明（《中医采风录》第一集）。

【主治】 咳嗽。

【方药】 鲜梨一个　贝母二钱　白糖一两

【用法】 将贝母研细末，梨去皮核。放贝母白糖于梨内，在瓷器内加水煮熟服之。

【出处】 西宁铁路医院（《中医验方汇编》）。

【主治】 咳嗽，胁部痛。

【方药】 萝卜一个　生姜一块　葱一握

【制法】 共捶碎，入锅炒热后用酒调烹，再用青布裹包。

【用法】 将热包微熨痛处，冷则再换。

【出处】 监利县（《湖北验方集锦》第一集）。

【主治】 咳嗽（无外感者）。

【方药】 荸荠七个　橘饼七个　萝卜七片

【制法】 水煎沸。

【用法】 内服。

【出处】 湖北医院孙傅淇（《湖北验方集锦》第一集）。

【主治】 阴虚、肺热咳嗽。

【方药】 姜叶淫羊霍四钱　干姜四钱　核桃仁四钱

【制法】 各药研细混合，蒸蜂蜜一两。

【用法】 日服三次，每次服用一汤匙。

【出处】 胡玉森（《贵州民间方药集》增订本）。

【主治】 受寒咳嗽。

【方药】 胡椒一钱半　浙贝五钱　大梨六个　蜂蜜二两

【制法】 将梨挖下一盖，再挖出梨肉适量，再将椒贝为末与蜜和匀，分装梨内蒸熟。

【用法】 每饭后服二个，日服三次。

【出处】 新乡王尊三（《河南省中医秘方验方汇编》续一）。

【主治】 寒咳嗽。

【方药】 干姜五钱　内桂五钱　牙皂五钱　麻黄一两

【用法】 共为细面，每服一钱，白水送下。

【出处】 安国县郑章乡王文玉（《祁州中医验方集锦》第一辑）。

【主治】 老年咳嗽（无外感者）。

【方药】 陈细茶一两　白果肉四两　核桃肉四两　蜂蜜半斤

【制法】 前三味共煎，去渣取汁，和蜂蜜收膏。

【用法】 早晚分服，每次三钱。

【出处】 孝感县张大钧（《湖北验方集锦》第一集）。

【主治】 咳嗽。

【方药】 糖瓜蒌一两　枳实三钱　法夏三钱　薤白三钱

【用法】 水三杯将药煎好空心服，早晚各一次。孕妇忌服。

【治验】 李春山男 52 岁咳嗽三十余年，用此方三剂痊愈。

【出处】 公主岭陈香仑（《吉林省中医验方秘方汇编》第三辑）。

【主治】 咳嗽失音症。

【方药】 白蜜一斤　川贝母二两　款冬花二两　胡桃仁十二两

【用法】 先将贝母冬花为末后，四味共合一处，饭上蒸熟零吃，吃完即愈。

【出处】 宁河邹玉荣（《十万金方》第十二辑）。

【主治】 止咳化痰。

【方药】 五匹风三钱　陈艾二钱　生姜五钱　黄糖一两

【制法】 加水两小碗，煎汤一小碗。

【用法】 内服。

【出处】 谢荣安（《贵州民间方药集》增订本）。

【主治】 咳嗽。

【方药】 白前二钱　百部二钱　沙参三钱　贝母二钱

【制法】 水煎。

【用法】 内服。

【出处】 鄂城县（《湖北验方集锦》第一集）。

【主治】 咳嗽（无外感者）。

【方药】 板油四两　生姜四两　红枣四两　冰糖四两

【制法】 共煮熟。

【用法】 连渣适量食之。

【出处】 鄂城县（《湖北验方集锦》第一集）。

【主治】 咳嗽、咽喉痛。

【方药】 杏仁三钱　大力子三钱　前胡二钱　甘草二钱

【用法】 共研为末，开水冲服，每次三钱，一日三次。

【出处】 西宁中医院王慕康（《中医验方汇编》）。

【主治】 气急、咳嗽、痰多。

【方药】 胆星三钱　川贝母三钱　莱菔子三钱　广郁金三钱

【用法】 共研细末，每服三开，开水冲服（小儿减半）。

【禁忌】 孕妇忌服。

【出处】 西宁中医院王慕康（《中医验方汇编》）。

【主治】 咳嗽。

【方药】 茯苓八钱　杭萸肉四钱　怀山药四钱　熟地四钱　生白术四钱

【用法】 水煎服。

【注解】 查咳嗽一症，古今立方最多，不可胜数，但查各种方剂，偏乎补，则嗽益重；偏乎攻，则气益虚；不补不攻，则药无效。此治喘之所以难，而患者之所以深忧也。余积多年之经验，作精密之研究，恍然大悟，肺部不用补药，而以萸肉、熟地、山药、白术之平淡药，补肺、补肾、补脾，重用茯苓以清肺，药最平和而效力极大，四五年或六七年之喘嗽，连服数剂而告痊愈。

【出处】 安国县甄家庄甄树芬（《祁州中医验方集锦》第一辑）。

【主治】 咳嗽（声哑、失音）。

【方药】 乌梅三钱 诃子三钱 乌药三钱 桔梗四钱 甘草二钱

【用法】 水煎服。

【出处】 李如常（《河南省中医秘方验方汇编》）。

【主治】 肺燥咳嗽，久而不愈者。

【方药】 枇杷叶（火炮去毛）三疋 冬花四钱 桑白皮四钱 蜂蜜糖二两 猪白肺四两

【制法】 同煮十二小时。

【用法】 取汁分服。

【出处】 张顺凤（《中医采风录》第一集）。

【主治】 肺燥咳嗽（无外感者）。

【方药】 白前三钱 百部根二钱 天门冬二钱 沙参二钱 川贝母一钱

【制法】 水煎。

【用法】 内服。

【出处】 黄陂县李克润（《湖北验方集锦》第一集）。

【主治】 咳嗽。

【方药】 炙冬花四钱 炙升麻三钱 炙麻黄三钱 炒枳壳一钱 橘红三钱

【制法】 水煎。

【用法】 内服。

【禁忌】 禁吃烟、酒、肉。

【出处】 黄陂县人民医院王世智（《湖北验方集锦》第一集）。

【主治】 燥咳（肺气滞塞，痰不易出，血亦瘀积者）。

【方药】 芦根一两 瓜蒌仁一两 苡仁一两 桃仁十五粒 丝瓜子五十粒

【制法】 煎一二沸。

【用法】 内服。

【出处】 黄陂县长堰卫生院（《湖北验方集锦》第一集）。

【主治】 肺热咳嗽。

【方药】 蛤粉四两 青黛四钱 香麻油二两 咸菜水一两 白米汤二两

【制法】 共调匀为饼。

【用法】 临卧时开水吞服三钱，连服三晚。

【出处】 新洲仓埠卫生院（《湖北验方集锦》第一集）。

【主治】 咳嗽。

【方药】 桑白皮二钱 川贝三钱 杏仁二钱 麻黄一钱 生

石膏二钱　甘草二钱

【用法】 水煎服。

【出处】 易县梁老岐（《十万金方》第十辑）。

【主治】 肺热咳嗽，痰多稠黏，声如拽锯。

【方药】 川贝（去心）一两　老木香五钱　硼砂五钱　浮石一两　生赭石一两　青礞石（煅）一两

【制法】 以上共为细末。

【用法】 成人每次用五分，早晚各服一次，白开水送下，加白糖少许。

【出处】 安国县流昌村崔儒卿（《祁州中医验方集锦》第一辑）。

【主治】 咳嗽热嗽。

【方药】 麻黄一钱　杏仁三钱　砂仁一钱　石膏三钱　竹茹一钱半　莲壳三钱

【用法】 水煎服。

【出处】 博野社医院傅定国（《祁州中医验方集锦》第一辑）。

【主治】 冬天咳嗽（舌苔发黄，大便干燥，小便发黄）。

【方药】 白蜜三钱　酥油五分　贝母一钱　桔梗五分　甘草五分　冬果一个

【用法】 冬果去核挖空，将药装入，用线扎好，放入罐内熟食之。

【出处】 大通中医进修班李国梁（《中医验方汇编》）。

【主治】 咳嗽（外寒内热者）。

【方药】 麻黄 杏仁 石膏 甘草 半夏 百合各一钱

【制法】 共研末。

【用法】 每服一钱，早晚用开水冲服。

【出处】 嘉鱼县黄国林（《湖北验方集锦》第一集）。

【主治】 咳嗽。

【方药】 生姜汁四两 梨汁四两 萝卜汁四两 白糖二两 苏叶一两 杏仁一两

【制法】 后二味煎水，取汁与前三味冲和，然后下白糖收膏。

【用法】 每次可服五钱至一两。

【出处】 鄂城县（《湖北验方集锦》第一集）。

【主治】 咳嗽。

【方药】 苦杏仁三钱 生紫菀三钱 浙贝母三钱 姜半夏二钱 前胡一钱 生甘草一钱

【用法】 水煎服，一日量。

【出处】 西宁铁路医院（《中医验方汇编》）。

【主治】 咳嗽痰多。

【方药】 款冬花（炙）三钱 苦杏仁三钱 浙贝母三钱 蒸百部二钱 枇杷叶三钱 生甘草一钱

【用法】 水煎服，一日量。

【出处】 西宁铁路医院（《中医验方汇编》）。

【主治】 咳嗽失音（不因风寒外感者）。

【方药】 生地三钱 玄参三钱 桑皮 桔梗 甘草各四钱 沙参二钱

【制法】 水煎。

【用法】 内服。

【出处】 新洲县卫生科（《湖北验方集锦》第一集）。

【主治】 肺虚火咳无津。

【方药】 阿胶珠一两五钱 牛蒡子三钱 炙甘草三钱 马兜铃五钱 杏仁七钱 糯米一两

【制法】 水煎。

【用法】 内服（可分三次温服）。

【出处】 沔阳县（《湖北验方集锦》第一集）。

【主治】 肺病咳嗽。

【方药】 牛角花五钱 诸总管四钱 果上叶四钱 兔耳风五钱 臭腊梅四钱 红糖一两

【制法】 加水三小碗，煎汤一小碗。

【用法】 内服，一日三次。

【出处】 陈仲寅（《贵州民间方药集》增订本）。

【主治】 咳嗽多痰。

【方药】 川贝一钱 朱砂五分 乌豆十二粒 柿蒂一个 冰糖一钱 生姜二片 童便一盏 人乳一盏

【用法】 将上药共炖二支香，久服。

【出处】 漳浦县深土公社（《采风录》第一集）。

【主治】 咳嗽吐痰。

【方药】 橘红三钱 前胡三钱 清夏三钱 川贝二钱 桑皮三钱 桔梗三钱 枳翘二钱 寸冬三钱

【出处】 安国县城东乡于堤村门诊部戴耀文（《祁州中医验方集锦》第一辑）。

【主治】 风寒咳嗽。

【方药】 清夏三钱 陈皮二钱 云苓三钱 苏子三钱 炒枳壳二钱 桔梗二钱 葛根一钱 前胡三钱 川芎一钱

【用法】 水煎服。

【出处】 博野社医院孟照奎（《祁州中医验方集锦》第一辑）。

【主治】 感冒咳嗽及支气管炎。

【方药】 荆芥三两 百部四两 前胡四两 象贝四两 远志三两 桔梗三两 白前四两 陈皮二两 甘草二两 车前草四两

【制法】 上药加水二十斤，煎煮两小时，取汁三千五百毫升，为头汁；再将药渣加水十斤，煎一小时，取汁一千五百毫升，为二汁；头二汁合并浓缩为三千五百毫升，乘热加适量的糖浆（或饴糖），候冷，加0.5%安息香酸钠防腐。

【用法】 成人每次十毫升，一日三次，饭后用温开水冲服，小儿酌减。

【提示】 本方系程氏嗽散加味，经杭州市第一门诊部临床应用，疗效很好。

【出处】 杭州市唐福安（《浙江中医秘方验方集》第一辑）。

【主治】 阴虚咳嗽、气短、咽干、口渴。

【方药】 辽沙参三钱 知母三钱 川贝二钱 川柏一钱半 天冬二钱 寸冬三钱 石斛三钱 紫菀四钱 怀山药三钱 熟地二钱 云苓二钱 白芍三钱 炙草一钱半

【用法】 水煎服。

【治验】 张某某，咳嗽、体弱、气短，服此方二剂轻，四剂愈。

【出处】 安国县西北马李振生（《祁州中医验方集锦》第一辑）。

【主治】 咳嗽，发热不退。

【方药】 条芩 贝母 当归 天冬 寸冬焦 焦栀子 桔梗 杏仁 陈皮 前胡 法半夏 茯苓 五味子（炙） 桑皮 甘草各等分

【用法】 水煎服，生姜为引。

【出处】 青海石油职工医院武兴亚（《中医验方汇编》）。

【主治】 咳嗽剧烈，痰色黄，小便不利，小腹胀痛。

【方药】 五味子（炙）二钱 桔梗二钱 甘草（炙）一钱 紫菀二钱 续断二钱 竹茹二钱 桑白皮（炙）二钱 扁豆（炒）五钱 生地四钱

【用法】 水二碗煎至一碗，温服，渣再煎服。

【出处】 张龙（《中医验方汇编》）。

【主治】 咳嗽剧烈，痰色黄，小便不利，小腹胀痛。

【方药】 生地二钱 熟地二钱 天冬二钱 麦冬二钱 桔梗

二钱　贝母二钱　元参二钱　甘草一钱　百合五钱　当归二钱　白芍二钱

【用法】 水二碗煎至一碗，温服，渣再煎服。

【出处】 张龙（《中医验方汇编》）。

【主治】 咳嗽。

【方药】 辽沙参三钱　炙甘草二钱　白芝麻三钱　生石膏四钱　阿胶二钱　杏仁二钱　麦冬三钱　炙杷叶二钱　桑叶二钱

【用法】 水二碗煎至一碗，温服，渣再煎服。

【出处】 张龙（《中医验方汇编》）。

【主治】 肺燥咳嗽（无外感者）。

【方药】 沙参　玉竹　桑叶　二冬　花粉　知母　鲜石斛　竹叶　甘草以上各二钱

【制法】 共煎汤。

【用法】 分二次服。

【出处】 应城县邱茂田（《湖北验方集锦》第一集）。

【主治】 咳嗽。

【方药】 加皮三钱　甘草二钱　海浮石三钱　柏叶炭四钱　麻黄二钱　射干二钱

【用法】 水煎服三次。

【治验】 此方试用有效。

【出处】 公方岭市李子复（《吉林省中医验方秘方汇编》第三辑）。

【主治】 肺热痰喘咳嗽，吐白沫痰（并兼治一般的癫狂病）。

【方药】 大黄四钱　山栀五钱　生石膏五钱　冰片三钱　黄连五钱　胆星三钱　郁金五钱　雄黄五钱　黄芩五钱　朱砂二钱

【用法】 共为细面，每次服五分，三小时服一次，开白水冲服。孕妇忌服。

【出处】 吉林市常春林（《吉林省中医验方秘方汇编》第三辑）。

【主治】 咳嗽失音，音哑不出，久而不愈者。

【方药】 角参三钱　枯芩三钱　苦杏仁三钱　蝉蜕二钱　桔梗三钱　生熟诃子各一钱　甘草一钱　鼠粘子三钱

【用法】 煎水服。

【疗效】 用于久咳而致声音嘶哑，不能语言者，连服三剂，疗效达90%以上。但是初期外感失音的则不宜服用。本方不仅适用于久咳声嘶，凡是声见嘶舌苔黄燥、脉搏弦洪、胸中烦躁的均有效。若儿童服用，药量可酌量减少。

【出处】 重庆市中医进修学校秦至奇（《四川省中医秘方验方》）。

【主治】 老人虚热咳嗽，口干舌燥，诸药不效者。

【方药】 阿胶一两　饴糖五两　蜂蜜八两　金钱橘（捣碎取汁）五两　核桃米（捣细）五两　川贝末五钱　梨汁七钱　猪板油（熬炼去渣）八两　枇杷叶汁七钱　合熬成膏

【用法】 每日早晚服一次，开水冲服，用量1~2汤匙。

【出处】 彭县卫生工作者协会（《四川省中医秘方验方》）。

【主治】 风寒咳嗽，唾液稠黏、色白而无痰者。

【方药】 枳壳二钱 桔梗二钱 法半夏三钱 前胡二钱 陈皮二钱 茯苓四钱 苏子三钱 附片二钱 杏仁二钱 甘草一钱五分 破故纸一钱五分 干姜一钱 生姜汁一匙为引

【制法】 煎水。

【用法】 内服。

【出处】 鄂城县（《湖北验方集锦》第一集）。

【主治】 风寒咳嗽。

【方药】 杏仁三钱 苏叶二钱 枳壳三钱 桔梗二钱 前胡二钱 法半夏二钱 茯苓三钱 炙甘草二钱 厚朴二钱 神曲二钱 生姜一钱

【制法】 水煎。

【用法】 内服。

【出处】 鄂城县（《湖北验方集锦》第一集）。

【主治】 一切新久咳嗽，咽痛失音。

【方药】 玄参二钱 桔梗一钱 麦冬二钱 柿霜三钱 薄荷八分 煨诃子（打）一枚 人参叶五分 通大海四枚 甘草一钱五分

【用法】 水煎，服时加蜂蜜少许，每天随意温服。

【禁忌】 禁忌生冷、辛辣、烟、酒等物。

【出处】 孝感专署屠忠惠（《湖北验方集锦》第一集）。

【主治】 风寒咳嗽久不愈者。

【方药】 桔梗三钱 紫苏 麻黄各二钱 天冬 贝母 杏仁 茯苓 桑皮 前胡各三钱

【制法】 水煎。

【用法】 内服。

【出处】 刘体全（《中医采风录》第一集）。

【主治】 咳嗽。

【方药】 荆芥三钱 橘红二钱 甘草一钱 桔梗一钱五分 紫菀一钱五分 百部一钱五分 陈皮二钱 白前一钱五分

【制法】 水煎。

【用法】 日服三次。

【出处】 监利县（《湖北验方集锦》第一集）。

【主治】 咳嗽痰多，食欲不振。

【方药】 苏子 桔梗 枳壳 白前各一钱五分 杏仁二钱 半夏曲二钱 茯苓三钱 厚朴 甘草各一钱 姜竹茹一钱

【制法】 水煎。

【用法】 日服二次。

【出处】 监利县（《湖北验方集锦》第一集）。

【主治】 干咳无痰，音嘶哑。

【方药】 生地三钱 玄参三钱 川贝母三钱 白芍三钱 麦冬三钱 薄荷 丹皮 山豆根 牛蒡子各一钱五分 甘草一钱

【制法】 水煎。

【用法】 分二次服。

【出处】 监利县（《湖北验方集锦》第一集）。

【主治】 喉头干燥，黏痰不易咯出。

【方药】 百合三钱 白芍二钱 麦冬三钱 当归二钱 地黄四钱 桔梗二钱 贝母二钱 元参三钱 甘草二钱

【制法】 水煎。

【用法】 一日量，分三次服。

【出处】 监利县（《湖北验方集锦》第一集）。

【主治】 痰热咳嗽。

【方药】 胆星 法半夏 枳实 川贝母各一钱五分 桔梗二钱 酒子芩二钱 杏仁二钱 苡仁一两 瓜蒌仁 一元散各三钱 竹柴胡二钱五分

【制法】 水煎。

【用法】 内服。

【出处】 新洲县吴汗清（《湖北验方集锦》第一集）。

【主治】 咳嗽腰痛。

【方药】 杏仁三钱 花粉三钱 杜仲三钱 茯苓三钱 川贝母二钱 桔梗二钱 石膏二钱 粉草二钱 苡仁一两 川牛膝二钱五分 知母二钱五分 桑叶二钱

【制法】 水煎。

【用法】 内服。

【出处】 新洲县吴汗清（《湖北验方集锦》第一集）。

【主治】 风热迫肺，咳嗽声嘶。

【方药】 桑叶 杏仁 贝母 栝蒌 连翘 通大海 麦冬 玄参各二钱 粉甘草一钱 桔梗一钱半 冬花一钱半

【制法】 水煎。

【用法】 内服。

【出处】 沔阳县（《湖北验方集锦》第一集）。

【主治】 咳嗽发热。

【方药】 青蒿二钱 前胡一钱半 桔梗一钱 枳壳一钱 杏仁一钱半 苡仁三钱 滑石三钱 竹叶二钱 通草一钱 厚朴一钱半 泽泻二钱 薄荷一钱

【制法】 水煎。

【用法】 内服。

【出处】 沔阳县（《湖北验方集锦》第一集）。

【主治】 干咳（由于肺燥，确无外感者）。

【方药】 麦冬 沙参 玄参 生地 旱莲草 枇杷叶各三钱 玉竹二钱

【制法】 水煎。

【用法】 内服。

【出处】 沔阳县（《湖北验方集锦》第一集）。

【主治】 急慢性咳嗽，咯痰不利及阵发性咳衄。

【方药】 加味止嗽散：荆芥三钱 紫菀五钱 橘梗五钱 橘红五钱 百部一两 白前五钱 贝母三钱 杏仁五钱 甘草（炙）三钱

【用法】 共研细末，每服三钱，开水冲服，一日二次。

【禁忌】 禁食辛辣肉荤食物。

【出处】 西宁中医院耿子元（《中医验方汇编》）。

【主治】 燥气乘肺，干咳无痰。

【方药】 桑叶四钱　枇杷叶三钱　杏仁二钱　麦冬二钱　石膏五钱　阿胶三钱　甘草一钱半　胡麻二钱

【制法】 水煎，阿胶烊化。

【用法】 内服。

【出处】 沔阳县（《湖北验方集锦》第一集）。

【主治】 咳嗽火气上冲，无外感风寒者。

【方药】 麦冬五钱　法半夏三钱　玉竹三钱　粉甘草二钱　杏仁二钱　薄荷二钱　陈米一勺　大枣三枚

【制法】 水煎。

【用法】 内服。

【出处】 沔阳县（《湖北验方集锦》第一集）。

【主治】 干咳，喉痒微痛。

【方药】 桑叶二钱　枇杷叶二钱　黄芩二钱　枳壳一钱　杏仁二钱　贝母二钱　木通一钱　桔梗一钱　薄荷五分　陈皮一钱半　粉草一钱半

【制法】 水煎。

【用法】 一日二次服。

【出处】 沔阳县（《湖北验方集锦》第一集）。

【主治】 肺热咳嗽。

【方药】 加味五味子汤：五味子二钱　桔梗二钱　甘草一钱　紫菀二钱　续断二钱　竹茹一钱　桑白皮二钱　生地二钱　赤豆一钱

【用法】 水二茶杯煎至一茶杯，清出，饭前温服，隔三小时，渣再煎服。

【出处】 西宁中医院耿子元（《中医验方汇编》）。

【主治】 寒凉咳嗽。

【方药】 松香五钱 边桂二钱 均姜二钱 附块二钱 细辛二钱 牙皂一钱 良姜一钱

【制法】 共研细末，先将麻油一斤，黄丹半斤，熬成膏，入药末和匀。

【用法】 用布一大块，将膏摊上，贴背心。

【出处】 监利县关希贤（《湖北验方集锦》第一集）。

【主治】 虚劳肺燥咳嗽。

【方药】 天冬一两 生地汁一碗 橘皮七钱 炙草七钱 杏仁四钱 贝母七钱 紫菀七钱 通草五钱 百部一两 白前胡七钱 北沙参一两

【制法】 共研细末用姜汁、牛乳、白糖、蜜同为丸，如小豆大。

【用法】 每日服三次，每次服三十丸。

【出处】 孝感专署（《湖北验方集锦》第一集）。

【主治】 咳嗽兼腹泻。

【方药】 山楂 麦芽 建神曲 莱菔子 炒黄连 连翘 蝉蜕 生甘草

【用法】 水煎服。

【提示】 按小儿年龄定用量。

【出处】 熊长焱（《中医验方汇编》）。

【主治】 咳嗽，气喘促。

【方药】 羌活 紫菀 柴胡 前胡 知母 川贝 甘草 旋覆花 荆芥 桔梗 乌枣各一钱

【用法】 水一碗六分，煎八分，作三次服。

【提示】 服本方如未效验，应请中西区检查治疗。

【出处】 南靖县乘东风社上汤刘灼三（《采风录》第一集）。

【主治】 咳嗽，喉痛声哑。

【方药】 薄荷叶一钱半 飞青黛五钱 真言诃子一钱半 条子芩一钱半 粉甘草一钱 白桔梗一钱半 胖大海一钱半 焦栀子二钱 北丰玉二钱 山豆根一钱半 净月石八分

【用法】 水煎服。

【出处】 江西赣县邱秉章（《中医名方汇编》）。

二、痰饮咳嗽

此类咳嗽多属于内伤咳嗽，主要表现为咳嗽气急，呼吸不利，胸膈满闷，咳喘甚则出现哮喘，能听到痰鸣声，咯吐白色清稀泡沫痰或者大量黄痰。咳嗽每每持续发作而时有轻重，若不积极治疗，多随着病程与年龄的增长而逐步增剧。舌苔白滑或黄腻，脉细弦滑或沉弦。

【主治】 痰饮喘嗽。

【方药】 萝卜一个　麻雀一只

【用法】 把萝卜挖开一孔，装入麻雀，用泥封固，置火上烧熟捣烂，挤出汁来，一次服下，连服五次。

【出处】 赤城县吴思温（《十万金方》第一辑）。

【主治】 咳嗽痰饮。

【方药】 白莱菔一个　鸡蛋七个　白胡椒四十九个

【制法】 在鸡蛋上扎一孔，每蛋装入七个白胡椒，用纸把眼糊住，在春季三四月将莱菔和蛋埋于地下，经一百二十天取出，只要鸡蛋。

【用法】 每日吃一个鸡蛋，共吃七天。

【治验】 吃时不要怕臭，此方很有疗效。

【出处】 沽源县（《十万金方》第一辑）。

【主治】 痰喘咳嗽。

【方药】 焦神曲三钱　炙冬花三钱　广砂仁一钱半

【制法】 共为细末，分为三包。

【用法】 日服三次，每次一包，开水送服。

【出处】 宣化县王聚（《十万金方》第一辑）。

【主治】 风痰。

【方药】 胆星　明雄　朱砂　巴豆霜各等分　研末。

【用法】 每次三至五分，开水冲下。

【出处】 邢玉堂（《大荔县中医验方采风录》）。

【主治】 痰饮症。

【方药】 云茯苓四钱　桂枝三钱　白术土炒三钱　炙甘草三钱　黑附子三钱

【用法】 水煎服。

【出处】 赞皇县冯耀（《十万金方》第十二辑）。

【主治】 痰饮咳嗽，喘满，口吐涎沫，心下动悸，口干思饮，苔滑腻。

【方药】 白茯苓一两　生石膏五钱　嫩桂枝三钱　汉防己五钱　野党参三钱　清半夏四钱　生姜二钱

【用法】 水煎服。

【治验】 城关北大街刘仲举，男，五十岁，患上症服二剂愈。

【出处】 赤城县邓佐汉（《十万金方》第一辑）。

【主治】 胁肋蓄水，咳嗽牵引胁肋疼痛，或游走性痛无定处，脉滑。

【方药】 法夏三钱 陈皮三钱 茯苓六钱 甘草二钱 白芥三钱 枳壳三钱 蒌仁五钱 皂角（去皮弦子炙）一钱半 姜汁二匙

【用法】 煎服。

【出处】 宁乡县双凫铺中医袁而之（《湖南省中医单方验方》第二辑）。

【主治】 咳嗽（连声咳嗽不绝，痰涎过多）。

【方药】 半夏四钱 青皮二钱 贝母二钱 杏仁四钱 干姜一钱半 五味子二钱 细辛七分 生草钱 生姜三片引

【用法】 水煎温服。

【出处】 阳城吉廷选（《山西省中医验方秘方汇集》第三辑）。

【主治】 利湿止嗽。

【方药】 方歌：利湿止嗽方绝难，猪苓桔泽各三钱，葶苈一味五钱药，萆薢仙人三钱半，二钱半，陈蒌苏杏，钱半甘风水熬煎。（仙人头即是萝卜栽子）童便为引。

【治验】 治男人久嗽不止肺經伤水，脉来浮弦吐沫白涎，非痰之样，此因肺湿而嗽，当痰嗽治而不愈，治以下气利湿而嗽即止，治已患三年咳嗽不止者，此方治愈。

【出处】 刘海珍（《吉林省中医验方秘方汇编》第三辑）。

【主治】 妇女久病阴虚，干咳，四肢发烧，不思饮食，面黄肌瘦。

【方药】 熟地八钱 山药三钱 净萸肉五钱 盐泽泻二钱 方块苓四钱 粉丹皮二钱 枸杞果三钱 橘红二钱 川贝母二钱 广砂仁一钱半

【用法】 水煎服。

【出处】 峰峰宋怀文（《十万金方》第十二辑）。

【主治】 风痰咳嗽。

【方药】 陈皮三钱 南星一钱 白芷二钱 茯苓二钱 白术一钱 半夏 薄荷 甘草各一钱五分

【制法】 水煎。

【用法】 内服。

【出处】 通山县成一仁（《湖北验方集锦》第一集）。

三、五劳七伤咳嗽

过度劳累疲惫，或身体虚弱，或者情志突然出现极大的波动，都有可能引起咳嗽，或使咳嗽加剧，或者咳嗽久久缠绵不愈。这类咳嗽多持续时间长，而且常有肺肾两虚的表现。

【主治】 肺病咳嗽。

【方药】 鲜败酱（苦麻菜代花者）阴干

【用法】 共为细面，蜜为丸三钱重，每次一丸，白水送服。

【出处】 郑家屯李大娘（《吉林省中医验方秘方汇编》第三辑）。

【主治】 劳伤咳嗽，吐黄痰，稠涎气臭者。

【方名】 桑叶散

【方药】 霜桑叶一斤

【制法】 为细面。

【用法】 每服一钱五分，黄酒送下。

【出处】 峰峰朱风峰（《十万金方》第十二辑）。

【主治】 劳伤咳嗽气短。
【方药】 乌鸡一只
【制法】 去毛洗净，切如核桃大小片。
【用法】 煮一夜，不用盐油调料，白吃，吃三天。
【出处】 沽源县李宇宸（《十万金方》第一辑）。

【主治】 劳热咳嗽。
【方药】 醉梨儿
【制法】 将醉过的梨儿压出水来，用砂锅熬成膏。
【用法】 每次用一两，开水冲服，每日一次。
【出处】 峰峰矿区郭景照（《十万金方》第十二辑）。

【主治】 虚咳。
【方药】 玉簪花五钱　老君须二钱　红牛克膝二钱
【制法】 蒸猪肉半斤。
【用法】 汤肉服用。
【出处】 马玉珍（《贵州民间方药集》增订本）。

【主治】 润肺，止咳，滋补。
【方药】 白木耳二钱　竹参二钱　淫羊藿一钱
【制法】 先将白木耳及竹参用冷水发胀；次取出，加水一小碗及冰糖、猪油适量，调和；最后取淫羊藿稍加切碎，置碗中共蒸。
【用法】 去淫羊藿渣，内服参耳连汤。
【出处】 彭桂珍（《贵州民间方药集》增订本）。

【主治】 饿伤咳嗽。

【方药】 紫元一分 川军一分 陈皮一分 甘草一分

【用法】 早晚各一次，连服数月而好。

【出处】 安国固城村刘金科（《祁州中医验方集锦》第一辑）。

【主治】 肺虚咳嗽，五劳七伤气短。

【方药】 白公鸡一只 川贝面七钱 白糖二两 生黄芪二两

【用法】 将三味药入鸡肚内煮熟，在吃时将黄芪取出，其余者两次吃完。

【出处】 桦甸县（《吉林省中医验方秘方汇编》第三辑）。

【主治】 止虚弱咳嗽。

【方药】 白蜡花五钱 红枣二两 鸡冠油二两 糍粑糖一两

【制法】 将白蜡花及红枣碎细，与鸡冠油及糍粑糖共蒸。

【用法】 米汤泡服。

【出处】 张登云（《贵州民间方药集》增订本）。

【主治】 肺虚伤力咳嗽。

【方药】 人参三钱 川贝三钱 紫蔻三钱 朱砂三钱 狗肺一个

【用法】 共为细面，将狗肺子（母狗肺为佳）用凉水洗净竹板刀切成小片，用新瓦盆焙干研成细面，和上药面配合一处，炼蜜为丸，每丸二钱半重，每次一丸开白水服下。

【加减】 如果出虚汗时加黄芪五钱。

【出处】 镇赉县何东儒（《吉林省中医验方秘方汇编》第三辑）。

【主治】 虚劳咳嗽。

【方药】 紫菀三两 炙冬花三两 百部五钱 共研粗末每服三钱 加生姜三片 乌梅一个

【用法】 水煎温服。

【提示】 此方对咳嗽胸痛、午后发烧、干咳不吐痰者有效。

【出处】 阳城王思秀（《山西省中医验方秘方汇集》第三辑）。

【主治】 带伤咳嗽喘症。

【方药】 乌骨老草鸡五个 甘杞果四两 黄芪四两 木通二两 车前子二两 甘草四两

【制法】 把鸡追赶它跑走不动时已疲劳极了，将鸡杀死，去毛及内脏，再将每味药装在白布袋内，一同和鸡文火煮三小时已熟。

【用法】 每日早晚各吃一次鸡肉，十日服完（用时看节令气候冷热，如配制一个鸡，用完再配制）。

【出处】 峰峰矿区王润洲（《十万金方》第十二辑）。

【主治】 五劳七伤咳嗽。

【方名】 劳伤丸

【方药】 力参四钱 附子四钱 清夏四钱 焦术八钱 银花一两 桂心五钱 鹤虱四钱 血鹿茸二钱 粉草六钱 锁阳四钱 茯苓四钱 旋覆花四钱 川牛膝八钱 龙骨粉四钱 灵脂四钱 黑杜仲四钱 米壳三两 真熊掌四钱

【制法】 共为细末蜜丸。

【用法】 每二钱白水送下。

【出处】 巨鹿县夏鹏勋（《十万金方》第三辑）。

【主治】 气虚咳嗽。

【方药】 止嗽汤：红参二钱　黄芪四钱　川贝三钱　黄芩二钱　川芎二钱　百合三钱　五味三钱　知母三钱　竹茹三钱　紫菀三钱　麦冬三钱　甘草一钱

【用法】 水煎服三次。

【治验】 治疗十五余例，效果很好。

【提示】 五味一般用量五分至钱半，但此方的五味用量可以酌情使用。

【出处】 敦化县高鸣九（《吉林省中医验方秘方汇编》第三辑）。

【主治】 劳伤咳嗽。

【方药】 莱菔子五两　五味三钱　白果四钱　桑皮五钱　川贝四钱　冬花三钱　豆腐皮一斤　白及五钱　清夏四钱　冰糖四两　白糖四两

【用法】 共为细面，冰糖另研面，将冰糖和白糖与药一处拌匀，每服三钱，开白水冲服。孕妇忌服。

【出处】 洮安县张景阳（《吉林省中医验方秘方汇编》第三辑）。

【主治】 劳伤咳嗽，痰中带血。

【方名】 加味百合固金汤

【方药】 生熟地各三钱　元参四钱　寸冬三钱　桔梗三钱

当归三钱　白芍三钱　川贝母三钱　甘草二钱　生百合四钱　功劳叶三钱

【用法】水三杯煎一杯温服。

【出处】平泉县郝凌云（《十万金方》第十二辑）。

【主治】肺伤气，极劳热久嗽，吐痰吐血。

【方名】紫菀汤

【方药】紫菀二钱　阿胶二钱　知母三钱　贝母三钱　桔梗一钱半　人参一钱　茯苓三钱　甘草一钱半　五味子五分

【制法】煎服。

【用法】水煎服。

【出处】阳原县申桂元（《十万金方》第一辑）。

【主治】肺嗽（兼补肾）。

【方药】熟地一钱　麦冬一钱　紫菀五分　山萸四钱　元参五钱　苏子一钱　牛膝一钱　沙参二钱　天冬二钱

【用法】水煎服。

【出处】西宁市卫协徐养臣（《中医验方汇编》）。

【主治】虚咳、火上逆，夜间和午后咳嗽（经诊察无风寒外感者）。

【方药】生地三钱　麦冬三钱　阿胶一钱　茯苓三钱　百合三钱　甘草五钱　糯米一勺

【制法】水煎。

【用法】内服。

【出处】松滋县中医中药工作委员会（《湖北验方集

锦》第一集）。

【主治】 气血两虚，咳嗽不止，骨瘦如柴。

【方药】 党参　茯苓　白术　当归　白芍　熟地　五味　远志　陈皮各三钱　川芎二钱　肉桂二钱　甘草二钱

【制法】 水煎。

【用法】 内服。

【出处】 均县中医代表会（《湖北验方集锦》第一集）。

【主治】 肾喘咳（确无外感者）。

【方药】 熟地八钱　五味子一钱　山药三钱　麦冬二钱　枣皮二钱　茯苓四钱　党参三钱　百合四钱

【制法】 水煎。

【用法】 内服。

【出处】 沔阳县（《湖北验方集锦》第一集）。

【主治】 虚劳咳嗽。

【方药】 丽参一钱半　贡阿胶一钱半　地骨皮一钱半　知母一钱半　黄柏一钱　炙粟壳二钱　杏仁（去皮）二钱　炙桑皮二钱　川贝母一钱半　炙草一钱半　大枣二枚

【制法及用法】 水煎。日服两次，空心温服。

【禁忌】 辛辣食物。

【提示】 此方中之炙粟壳，在热盛痰多时俱不宜用，惟干咳过剧，可少用之，但也不宜经常。

【出处】 繁峙县郭允藩（《山西省中医验方秘方汇集》第二辑）。

四、久咳

久咳又称为慢性咳嗽，一般来说，是指持续时间超过两个月的咳嗽，类似于现在西医的“慢性（支）气管炎”。对于这种咳嗽，若是对症，中医中药有很好的疗效。但是如果久服药而不愈，咳嗽带血甚至咳血，需要及时去医院检查诊断。

【主治】 久嗽不愈。
【方药】 冬虫　赤肉
【用法】 上药炖服二三次可痊愈。
【出处】 长泰县卫星公社保健站徐正祥（《采风录》第一集）。

【主治】 咳嗽日久。
【方药】 川贝母三钱为面　蜂蜜五钱
【制法】 蜜放杓内煎沸，加入川贝面，开水冲化。
【用法】 上药一次内服，每日一次，服三五次。
【出处】 新乡崔其峥（《河南省中医秘方验方汇编》续一）。

【主治】 久咳成痨。
【方药】 鹿含草二钱 折耳根二钱
【制法】 炖猪肺。
【用法】 汤肉一同服用。
【出处】 彭润清（《贵州民间方药集》增订本）。

【主治】 阴虚久咳。
【方药】 冬花三钱 百部三钱
【制法】 共研细末。
【用法】 开水冲服。
【出处】 鄂城县（《湖北验方集锦》第一集）。

【主治】 久咳不止。
【方药】 冬花三钱 冰糖五钱
【制法】 开水泡。
【用法】 当茶饮。
【出处】 大冶县芦再生（《湖北验方集锦》第一集）。

【主治】 慢性咳嗽。
【方药】 葡萄干五钱 生甘草一钱
【用法】 水煎服。
【出处】 小桥职工医院林世芳（《中医验方汇编》）。

【主治】 久年咳嗽。
【方药】 橘饼一两 冰糖一两 瘦猪肉四两
【用法】 将上药加水炖服。

【出处】 南靖县龙山社罗亿通（《采风录》第一集）。

【主治】 咳嗽，常年不愈。

【方药】 白果二两　贝母一两五　核桃二两

【用法】 共研细末，炼蜜为丸，每丸重三钱，日服二次，每次一丸，早晚开水送服。

【出处】 张龙（《中医验方汇编》）。

【主治】 久咳不愈，由于肺热而无风寒外束者。

【方药】 蜂蜜四两　竹油二匙　川贝母二钱

【制法】 贝母研细和蜂蜜竹油用开水冲。

【用法】 每日服三次。

【出处】 湖北省中医学院彭德本（《湖北验方集锦》第一集）。

【主治】 久咳失音。

【方药】 诃子二钱　荆芥穗三钱　五倍子一钱

【制法】 加水煎汤。

【用法】 内服。

【出处】 梁炳全（《贵州民间方药集》增订本）。

【主治】 久咳。

【方药】 鸡蛋二个　陈皮五钱　猪腈肉四两

【制法】 用井底泥将三味包裹，置火上烧熟，取出，去泥与陈皮。

【用法】 临睡时食蛋与肉。

【出处】 阳新县（《湖北验方集锦》第一集）。

【主治】 老年久咳。
【方药】 猪肺一个　姜汁半杯　蜜糖四两　杏仁四钱
【用法】 共煮熟，去杏仁酌量食之。
【出处】 孝感中医学校（《湖北验方集锦》第一集）。

【主治】 多年咳嗽气短。
【方药】 生姜汁四两　梨汁四两　蜂蜜四两　鸡蛋清四两
【制法】 混合一处，待一小时许即可服用。
【用法】 每次五钱，吃完痊愈。
【出处】 枣强县范庆之（《十万金方》第十二辑）。

【主治】 老咳嗽。
【方药】 牛毛尖（石头上长的）二钱　石柑子三钱　水蜡烛根五钱　高笋蔸五钱
【制法】 将上药同老腊肉炖。
【用法】 内服。
【出处】 蒋朗如（《中医采风录》第一集）。

【主治】 久咳言语不出。
【方药】 苏子二两　诃子三钱　山楂三十粒　百草霜三两
【制法】 共研细末。
【用法】 每次二钱，热酒送下日服三次，连服三日。
【出处】 鄂城县（《湖北验方集锦》第一集）。

【主治】 年久风寒咳嗽，吐白涎沫，哮喘等症。

【方药】 硫磺三分　白胡椒五分　北细辛三分　安边桂五分

【制法】 将上药共研细末，用布膏药二张，撒上药粉。

【用法】 贴两肺俞穴。

【禁忌】 勿食寒凉、滞性、生冷物品，贴膏药处勿令水浸湿。

【出处】 孝感专署蔡凤翔（《湖北验方集锦》第一集）。

【主治】 久咳声哑。

【方药】 诃子三钱　杏仁二钱　通草二钱　煨姜五片

【用法】 水煎服。

【禁忌】 孕妇忌服。

【出处】 姜正卿（《中医验方汇编》）。

【主治】 久嗽。

【方药】 冬瓜三钱　生石膏三钱　硼砂七钱　甘草三钱

【用法】 研细末，细茶送服，每次二钱。

【出处】 姜正卿（《中医验方汇编》）。

【主治】 咳嗽日久。

【方药】 百药煎二钱　诃子煨二钱　芥穗炒三钱　百合炙三钱　川贝二钱　双皮二钱

【制法】 水煎。

【用法】 内服。

【出处】 商专刘柏芬（《河南省中医秘方验方汇编》续二）。

【主治】 咳嗽历久不愈，痰涎甚多。

【方药】 制南星一两 制法夏二两 甘草粉五钱 姜汁一杯 竹沥一杯

【用法】 先将南星法夏研细末，入姜汁拌匀，放置春三天夏五天秋七天冬十天，再入甘草粉合研匀细，渗入竹沥，用文火十炒十摊，再研成细末。每次用白蜜调药末二钱，口内噙化。

【出处】 宁乡白马桥中医张石其（《湖南省中医单方验方》第二辑）。

【主治】 久咳。

【方药】 茯苓一钱 陈皮八分 桔梗八分 五味子五粒 玉竹一钱半 甘草四分

【用法】 将上药水炖服。

【出处】 漳浦县长桥社官任队何长江（《采风录》第一集）。

【主治】 远年久咳，老年尤宜。

【方药】 冰糖四两 白蜜四两 生姜四两 苏子五钱 杏仁五钱 麻油四两

【制法】 先将生姜、苏子、杏仁、熬煎取汁，与麻油和匀，然后再入冰糖、白蜜收膏。

【用法】 早晚开水冲服一匙许。

【出处】 浠水县卫生工作者协会（《湖北验方集锦》第一集）。

【主治】 长久咳嗽。

【方药】 云苓三钱　元参三钱　天冬三钱　麦冬二钱　苏叶一钱　川贝母一钱　黄芩八分　款冬花五钱　甘草一钱

【制法及用法】 用水一碗煎服。

【禁忌】 生冷、油腻等物。

【出处】 离山县刘毓彬（《山西省中医验方秘方汇集》第二辑）。

【主治】 久咳不愈。

【方药】 贝母（米炒）二钱　炙橘红三钱　沙参三钱　五味子三钱　杏仁二钱　白芥子二钱　干姜（蜜炙）三钱　冰糖一两　旋覆花（布包）二钱

【用法】 水煎服。

【禁忌】 孕妇不宜服。

【出处】 青海石油职工医院刘汗喜（《中医验方汇编》）。

【主治】 咳嗽，常年不愈。

【方药】 茯苓二钱　贝母二钱　桑皮一钱　五味子（炙）一钱　当归二钱　川芎一钱　青皮一钱半　杏仁（炙）一钱半　陈皮二钱　半夏（炙）二钱　辽沙参一钱　甘草（炙）一钱

【用法】 水二碗煎至一碗，去渣，入冰糖四钱服之，渣再煎服。

【出处】 张龙（《中医验方汇编》）。

【主治】 无论远年近日劳伤咳嗽均效。

【方药】 止嗽金丹：麻黄三钱　杏仁五钱　天冬五钱　苏

子三钱　百合五钱　清夏五钱　海浮石三钱　沙参五钱　竹叶三钱　甘草三钱　川贝五钱

【用法】 共为细面，成人量每服二钱，引用蜂蜜少许或白糖均可。

【治验】 临床应用有效。（孕妇忌服）。

【出处】 前郭尔罗斯蒙古族自治县孔祥祯（《吉林省中医验方秘方汇编》第三辑）。

【主治】 多年咳嗽。

【方药】 炙麻黄　前胡　杏仁各三钱　橘红二钱　桔梗　炙桑皮　清夏各三钱　二冬各六钱　白果　紫菀　川贝各三钱　冬花四钱　云苓　蒌仁各二钱

【用法】 水煎服。

【出处】 乐亭张凌阁（《十万金方》第十二辑）。

【主治】 年久咳嗽、痰固不出、喉痒有声，翻吐困难。

【方药】 岩见愁一钱　淫羊藿二钱　五香血藤二钱　青木香一钱　毛青杠一钱　独活二钱　岩五加二钱　矮陀陀一钱　广香二钱　甘草二钱

【制法】 加烧酒一斤，浸泡三天左右。

【用法】 每日早晚各服大半酒杯。

【出处】 黄松阶（《贵州民间方药集》增订本）。

五、哮喘

哮喘是咳嗽与哮喘并存的一种呼吸道常见病证，是因为外感邪气或者脏腑内伤影响及肺而导致。治疗咳喘除了辨别寒热虚实，还需要考虑一个重要的致病因素——痰。因为咳喘每多夹痰，痰也往往导致咳喘。

【主治】 喘。

【方药】 五味子半斤

【用法】 浸汤，内放鸡蛋七个，七日后服用。每日一枚，连续服四十九枚。

【治验】 多年不愈者，效力最好。

【出处】 安国县伍仁桥赵振亚（《祁州中医验方集锦》第一辑）。

【主治】 肺病喘咳、全身虚汗不收或两腋常汗。

【方药】 狗屎花（倒提壶）五钱

【制法】 焙干为末。

【用法】 用鸡汤或肉汤吞服，每日一次，每次一钱。

【出处】 民间流行（《贵州民间方药集》增订本）。

【主治】 咳嗽、吐痰、上气。

【方药】 桑白皮三钱　杏仁三钱

【用法】 水煎服。

【出处】 西宁铁路医院（《中医验方汇编》）。

【主治】 气喘。

【方药】 百合（不拘多少）

【用法】 水煎服。

【提示】 每年冬季连吃四十余日，可保一年不发，连服二三个冬季可治愈。

【出处】 西宁铁路医院（《中医验方汇编》）。

【主治】 镇咳，止喘息。

【方药】 癞格宝一个

【制法】 取其皮，用桐油煎后研成细末。

【用法】 用酒吞服。

【出处】 田明德（《贵州民间方药集》增订本）。

【主治】 哮喘。

【方药】 鸽屎煅灰三钱

【制法】 烧煅存性。

【用法】 烧酒吞服。

【出处】 郭伟瞻（《贵州民间方药集》增订本）。

【主治】 肺热气喘。

【方药】 生茅根一握

【制法】 切碎水煎。

【用法】 食后温服甚者三服即止。

【出处】 梁既明（《中医采风录》第一集）。

【主治】 痰喘。

【方药】 萝卜子三钱

【用法】 水煎服。

【出处】 西宁铁路医院辛虞生（《中医验方汇编》）。

【主治】 劳力过度伤气，不咳不吐血之喘症。

【方药】 大蝙蝠数个

【制法】 用好黄土泥将蝙蝠裹好，约二指厚，勿透风，用阴阳瓦焙焦存性，用面杖擀成细面。

【用法】 用裹蝙蝠之黄土煎水送蝙蝠面，一日两次，每次服一个。

【治验】 赵祁庄赵某某之女，年四十二岁，因过力伤气作喘，连服数个痊愈。

【出处】 滦县赵中远（《十万金方》第十辑）。

【主治】 气喘。

【方药】 鹅蛋一个

【用法】 生服下，用数日立见功效。

【出处】 张金池（《十万金方》第十辑）。

【主治】 哮喘。

【方药】 鳖蛋三个

【用法】 和烧酒炖熟，调冰糖服。

【出处】 霞浦县谢康天（《福建省中医验方》第二集）。

【主治】 哮喘。

【方药】 鲜艾叶四两

【用法】 和水捣烂，绞汁服。

【提示】 鲜艾叶用于止血有效，对胃出血较为合宜。

【出处】 厦门市翁炳南（《福建省中医验方》第二集）。

【主治】 哮喘。

【方药】 蚱蜢干焙研细末

【用法】 用水调糖服，每日三次，每次三分。

【提示】 蚱蜢，体长寸许，呈深灰色或黄绿色，头为三角形，前翅角质，能飞，后腿节肥大，善于跳跃。好食禾本科植物，尤嗜稻叶。至冬入土穴中产卵，至夏孵化；幼虫绿色，长三至八分。昔人用以治暴疾气闭等症，对哮喘有效验。

【出处】 厦门市白玉云（《福建省中医验方》第二集）。

【主治】 哮喘。

【方药】 曼陀罗花或叶

【用法】 切碎晒干研末，拌以倍量烟丝。抽吸一至二日，以喘平为度，勿过量，以免中毒。

【提示】 取叶针刺若干小孔，以热米汤泡软，贴于溃疡面可促进愈合。

【出处】 福州市升平社十四号王刁芦等（《福建省中医验方》第四集）。

【主治】 哮喘。

【方药】 鳀鲔五斤　水十五斤

【用法】 置于锅内煮三四沸，用布过滤去渣，再用文火煎成膏，早晚每服一匙。

【提示】 最好用乌头鲔（福州称黄顺鲔），如无此鲔，用鳀鲔亦可（久存三年者为佳）。

【出处】 （《福建省中医验方》第四集）。

【主治】 哮喘。

【方药】 活鲫鱼三尾三寸长

【用法】 将鲫鱼放入童便内半小时后取出，用瓦烤干至熟去鳞。连吃三次。

【提示】 如再患时，取饴糖、白萝卜同煮汤服。鲫鱼功能调中益肝气，气虚而喘者可用之。

【出处】 福州市舖前顶二十八号王亮培（《福建省中医验方》第四集）。

【主治】 慢性支气管哮喘，急性发作之属于热性体质者。

【方药】 丝瓜藤（鲜的更好）一两

【用法】 煎服。

【出处】 常宁板桥中医李刚臣（《湖南省中医单方验方》第二辑）。

【主治】 哮喘。

【方药】 白萝卜汁

【用法】 煎汤，红糖引煎服。

【出处】 李新英（《大荔县中医验方采风录》）。

【主治】 哮喘。

【方药】 羊胎一只

【用法】 上药焙干，研粉入胶囊吞，每次吞一钱。

【提示】 羊胎暖肾补气，其因肾气虚馁而收纳无权者宜。

【出处】 杭州市叶熙春（《浙江中医秘方验方集》第一辑）。

【主治】 哮喘。

【方药】 鸡蛋十二只

【用法】 将鸡蛋十二只，放入生石灰内，鸡蛋切勿碰在一起。生石灰上加水，发出热力，鸡蛋煮熟。取出，每日服四只，服时可用热水将蛋浸入加温。

【提示】 剥鸡蛋时应注意，勿将蛋膜内水流出，服时将鸡蛋内水一起吃下。

【出处】 杭州市叶熙春（《浙江中医秘方验方集》第一辑）。

【主治】 咳嗽气逆不降。

【方药】 马蹄香八分至一钱

【用法】 作煎剂或茶剂。

【提示】 马蹄香多年生草药，心脏形，叶柄甚长，四五月开花结子如铃状，入药根与叶并用。研末吸入鼻孔，有取嚏之效。

【出处】 周岐隐（《浙江中医秘方验方集》第一辑）。

【主治】 哮喘。

【方药】 豆腐浆

【制法】 每晨饮一碗以愈为度，或食淡豆腐亦可。

【出处】 梁既明（《中医采风录》第一集）。

【主治】 喘咳不能卧。

【方药】 白僵虫（炒）一两

【制法】 研细末加细茶末一两拌匀。

【用法】 临卧时开水泡服五钱，立即见效。

【出处】 监利县（《湖北验方集锦》第一集）。

【主治】 喘息。

【方药】 生白茅根

【用法】 水煎，顿服，每次五钱至一两。

【出处】 西宁中医院张险涛（《中医验方汇编》）。

【主治】 咳嗽、喘促。

【方药】 生明矾一钱

【用法】 研末，调蜜开水冲服，慢慢吞下。

【提示】 本方用于平素痰多，无发热伤风之候可专用于涤痰。

【出处】 南靖县山城杨楚木（《采风录》第一集）。

【主治】 喘嗽。

【方药】 黑芝麻不拘多少 白糖

【用法】 先将芝麻炒熟和白糖各等分，患者随意食之，立见功效。

【治验】 张大水、刘某某，逢冬喘息，用此方治愈。此方治气管喘息也有效。

【出处】 安国城关镇医院李鹤鸣（《祁州中医验方集锦》第一辑）。

【主治】 久咳、气喘。

【方药】 煅蛤粉三钱　青黛四分

【制法及用法】 共研细末，顿服。

【出处】 平遥县王裕普（《山西省中医验方秘方汇集》第二辑）。

【主治】 咳嗽、气喘。

【方药】 乌鸡（母鸡）一只　好陈醋三斤或四斤（主要按乌鸡大小决定）

【制法及用法】 把乌鸡去毛洗净，切碎以陈醋煮熟，分三至五顿热吃。病轻者一只即可，重者两只或三只。

【出处】 大同市李全杰（《山西省中医验方秘方汇集》第二辑）。

【主治】 喘咳不休，属于虚性的。

【方药】 核桃米半斤　南沙参半斤

【用法】 把药共同捣绒，每次用五钱加入适量的黄砂糖，调米汤在饭甑内蒸透服用。

【出处】 重庆市第一中医院唐阳春（《四川省中医秘方验方》）。

【主治】 老人咳嗽气喘不得卧者。
【方药】 杏仁（去皮尖） 核桃肉各等分
【制法】 合蜜共捣为丸如弹子大。
【用法】 每服一丸细嚼，姜汤送下。
【出处】 曾禄高（《中医采风录》第一集）。

【主治】 咳嗽喘促。
【方药】 杏仁四两 胡桃（去壳）八个
【制法】 共捣，以蜜为丸。
【用法】 姜汤送服，每服三钱，早晚服。
【出处】 孝感县（《湖北验方集锦》第一集）。

【主治】 气喘。
【方药】 小南瓜一个 蜂蜜四两
【用法】 将南瓜切去顶，中间挖空，放进蜂蜜，再盖上顶，用牛粪包好烧之。待牛粪成灰，南瓜已熟，即可以吃。
【出处】 西宁铁路医院谭文华（《中医验方汇编》）。

【主治】 止风咳，治喉痒而喘。
【方药】 兔耳风二钱 虎耳草二钱
【制法】 加水一小碗半，煎汤大半碗。
【用法】 内服，一次服用。
【出处】 杨济中（《贵州民间方药集》增订本）。

【主治】 止喘咳，化痰。
【方药】 兔耳风二钱 柏子仁三钱

【制法】 蒸瘦猪肉四两。

【用法】 一次服用。

【出处】 郭伟瞻（《贵州民间方药集》增订本）。

【主治】 镇咳，止喘息。

【方药】 水高粱根五钱 冰糖五钱

【制法】 加水煎汤。

【用法】 内服

【出处】 胡玉森（《贵州民间方药集》增订本）。

【主治】 肺虚喘急。

【方药】 光明生钟乳粉五钱 糯米饭一团

【制法】 钟乳粉加入糯米饭内，再放饭甑内蒸后作丸如桐子大。

【用法】 每服五至十丸。

【出处】 梁既明（《中医采风录》第一集）。

【主治】 肺实痰喘。

【方药】 葶苈（为末） 大枣（去核）各等分

【制法】 合研面为丸。

【用法】 每服二钱，白开水送下。

【出处】 梁既明（《中医采风录》第一集）。

【主治】 慢性气喘。

【方药】 猪肺一个 胡椒籽五钱

【用法】 将胡椒籽装在猪肺里，煮熟当菜吃，不放盐。

每个猪肺分三次吃，每星期吃两个。

【提示】 连续吃一个月为一疗程。

【出处】 西宁铁路医院蒋石瑛（《中医验方汇编》）。

【主治】 咳嗽痰喘。

【方药】 松树塔三个　白水煮豆腐一块

【用法】 水煎，空心吃下。

【出处】 西宁铁路医院（《中医验方汇编》）。

【主治】 哮喘，在开河冻河时加重。

【方药】 大蛤蚧一对　红糖半斤

【制法】 蛤蚧焙黄，去眼，研面，和红糖分作四十二次内服。

【用法】 河冻，河开，各服一半。每日晨空腹时服，服药后散步一二小时，再吃饭。服药时忌食盐，如发现浮肿，勿要害怕，不必停药。

【出处】 涿鹿县阎廷禄（《十万金方》第一辑）。

【主治】 气喘咳嗽。

【方药】 羊肝一具　陈醋一斤四两

【制法】 将羊肝用醋煮，以醋净为度。

【用法】 每日早晚空腹服，三日服完。

【出处】 阳原县马耀武（《十万金方》第一辑）。

【主治】 哮喘不止。

【方名】 哮喘奇方

【方药】 鸡蛋一个 童便一小碗

【制法】 将鸡蛋浸入童便内，夏季三日，若冬季浸至五日，取出洗净，煮熟一枚去皮。

【用法】 随意食之，多服去根。

【出处】 保定市李国培（《十万金方》第十辑）。

【主治】 哮喘。

【方药】 麻黄一两 冰糖四两

【制法】 将麻黄、冰糖放砂锅内，入清水一碗，煎数沸，澄清后放在石板上即成片糖。

【用法】 每服三钱，早晚各服一次，白水送下，效验良好。

【出处】 安国县史家佐村张建民（《祁州中医验方集锦》第一辑）。

【主治】 哮喘。

【方药】 武夷的上等茶叶四两 白僵蚕一两半

【用法】 僵蚕以新瓦焙干存性，合茶叶研细末，调酒服。

【出处】 同安县洪文地（《福建省中医验方》第二集）。

【主治】 哮喘。

【方药】 萝卜一个 麻雀一只

【用法】 麻雀去毛，将萝卜挖空，把麻雀装入，用泥土密封，火煅熟去泥及萝卜，专服麻雀，每日或隔日服用一次，连服十至十五次。

【出处】 浦城县郑士钢（《福建省中医验方》第四集）。

【主治】 哮喘。

【方药】 蚌蛤壳一两　煅青黛二钱

【用法】 研末，每次用麻油少许调服一钱。

【出处】 宁乡县中医汪醴泉（《湖南省中医单方验方》第一辑）。

【主治】 胸高气喘，痰涎壅盛。

【方药】 麻黄（研末）一两　白糖一两

【用法】 拌匀用酒炒热，调成饼。乘热敷在胸口，半点钟久，其气即平。

【出处】 祁东县中医张心斋（《湖南省中医单方验方》第二辑）。

【主治】 哮喘不息，呼吸迫促。

【方药】 万年青根四两　大红枣一斤

【用法】 加水（要淹过红枣）同煮，至水干，去万年青根，取红枣食用。

【出处】 重庆市第一中医院唐阳春（《四川省中医秘方验方》）。

【主治】 哮喘。

【方药】 清金丹：猪牙皂角一两　莱菔子一两

【制法】 猪牙皂炒存性，莱菔子蒸熟晒干，共研细末，姜汁打面糊筛成丸如绿豆大。

【用法】 大人每次服四五十丸，小儿每次服一二十丸，姜汤送下。

【禁忌】 晕腥油腻。

【提示】 此方出自《幼幼集成》第三卷哮喘门，专治一切哮喘症，或因痰食，或过食厚味而发者，尤称奇妙。

【治验】 ①吴少卿，男，十七岁，自幼患哮喘已有十年，每发似猫喘，有声，张口抬肩，双目瞪视，呼吸急迫难受，曾服清金丹一料，以后未再复发。

②江穆堂之妻，年约四十余岁，每多食厚味即发哮喘，甚者张口抬肩，倚息不得平卧，已十余年，后服清金丹一料，即得根治。

【提示】 哮喘多痰结气道，皂荚能消胸中痰结，莱菔子能下气降痰，金匮用皂荚丸治咳喘吐浊，今更佐以莱菔子，所谓治痰先治气，气顺则痰消，用治哮喘多痰者，疗效显著。

【出处】 上饶委村医院吴寿生（《锦方实验录》）。

【主治】 哮喘

【方药】 麻黄四两　冰糖四两

【制法】 将麻黄加水熬滤去渣，再将冰糖加入熬成膏。

【用法】 每次服一大酒杯，一天两次，开水冲服。

【出处】 安阳牛廷灿（《河南省中医秘方验方汇编》续一）。

【主治】 气喘。

【方药】 鸡蛋一个　童便适量

【制法】 将蛋刺一小孔，放入童便中浸七天后，取出煮熟。

【用法】 每日食一个，连服多日可愈。

【出处】 黄陂县张松卿（《湖北验方集锦》第一集）。

【主治】 喘不得卧（支饮痰嗽）。

【方药】 苏子　葶苈子各五钱

【制法】 共为细末，枣肉为丸，桐子大。

【用法】 内服：每次服十至十五粒，白水送下。

【出处】 晋县中医进修学校（《十万金方》第六辑）。

【主治】 咳嗽喘息。

【方药】 韭菜地白头蚯蚓三四条　好红茶五钱

【制法】 先将蚯蚓用清水洗净，然后用红茶煎水两茶杯。煎至半茶杯。滤过取清汁，分早晚两次空心服。

【出处】 沽源县（《十万金方》第六辑）。

【主治】 痰喘不得眠。

【方药】 白矾　刺核一枚

【制法】 火煅枯，研细末。

【用法】 以生蜜五钱，混合开水冲服。

【出处】 阜平县（《十万金方》第六辑）。

【主治】 喘息不止。

【方药】 杏仁一斤　米糖一斤

【用法】 二味共捣烂，每服一盅，日服一次。

【出处】 阜平县（《十万金方》第六辑）。

【主治】 素有痰饮，喘咳不止。而大便秘结者。

【方名】 蒌杏膏。

【方药】 栝蒌一个　杏仁廿个

【用法】 共捣为泥，早晚分服，开水送下。

【出处】 徐水县郭弼臣（《十万金方》第六辑）。

【主治】 喘促。

【方药】 去皮白果四两　去皮大扁杏仁二两

【用法】 共为细面，每服五钱，兑冰糖五钱，白开水送下。

【治验】 此方确有效验，保定陈某某患此症，他药无效，服此药愈。

【出处】 安国城关镇医院高岫森（《祁州中医验方集锦》第一辑）。

【主治】 习惯性的哮喘病，常因感冒即发者。

【方药】 十年以上的老母猪肚子一个　干红辣椒适量

【制法】 将红辣椒装满猪肚，两头用麻绳捆紧，加水在砂锅内煮熟，然后去辣椒。

【用法】 在间歇期（即未发病时）中服食。

【疗效】 据临床试用二人，一人连食二个肚子后，七年未发作；一人只食过一个肚子，两年多亦未发作，后来发作时症状较前大大减轻，间歇期也延长。

【出处】 重庆市中医进修学校蓝燮阳（《四川省中医秘方验方》）。

【主治】 哮喘。

【方药】 蛤粉二钱 青黛二钱

【用法】 浸服。

【出处】 博野社医院胡业臣（《祁州中医验方集锦》第一辑）。

【主治】 逢冬犯喘，春暖就愈。

【方药】 老鲜生姜三钱 白糖六钱

【用法】 二味共捣为泥细嚼，白水冲服，其量逐日加增，久服可获痊愈。

【出处】 安国县北段村史云如（《祁州中医验方集锦》第一辑）。

【主治】 老年人哮喘。

【方药】 鸡蛋清三个 酥油五钱

【用法】 将鸡蛋清搅起泡，和酥油，茶水服之。

【出处】 西宁上游公社医疗所李华如（《中医验方汇编》）。

【主治】 哮喘。

【方药】 淡豆豉一两 白矾末一钱

【用法】 豆豉捣泥，和白矾末调匀为丸，如绿豆大，冷茶送服，每次 7~9 丸。

【出处】 西宁铁路医院辛虞生（《中医验方汇编》）。

【主治】 痰喘久嗽不止。

【方药】 川贝五钱 黄芩五钱 白及五钱

【制法】 共为细末。

【用法】 每服三钱，白水送下。

【出处】 安国县王礼世（《十万金方》第十辑）。

【主治】 喘息咳嗽。

【方药】 海螵蛸三钱　粉甘草三钱　红糖五钱

【用法】 为面，白水送下，两次服完。

【出处】 安国郑章乡安振芳（《祁州中医验方集锦》第一辑）。

【主治】 喘嗽不起床。

【方药】 白银杏三钱　百部三钱　木香三钱

【用法】 水煎服。

【出处】 安国县郑章乡安振芳（《祁州中医验方集锦》第一辑）。

【主治】 喘嗽。

【方药】 大梨（取汁）一个　川贝二两　冰糖四两

【用法】 共熬成膏，早晚顿服。

【出处】 安国县庞各庄乡耿文光（《祁州中医验方集锦》第一辑）。

【主治】 痰喘咳嗽气短。

【方药】 敷痰喘方：白芥子一两五钱　清夏三钱　轻粉二钱

【用法】 共为细面，用蜂蜜调敷天突穴（肺俞穴），天柱等穴。

【出处】 磐石县郑贤（《吉林省中医验方秘方汇编》第三辑）。

【主治】 年久喘咳（夜重昼轻）。

【方药】 麻黄根五钱 青木香五钱 胖血藤五钱

【制法】 腊肉鲜猪肉各半斤，加水五小碗，用文火炖。

【用法】 去渣，汤肉服用，每五日一剂，连服三剂。

【出处】 陈继焜（《贵州民间方药集》增订本）。

【主治】 五更咳、喘，因于寒者。

【方药】 干姜二钱 五味子一钱半 细辛一钱

【制法】 水煎。

【用法】 内服。

【出处】 大冶县叶发达（《湖北验方集锦》第一集）。

【主治】 咳嗽痰喘。

【方药】 五味子 白矾各等分 猪肺一具

【用法】 将药研末，猪肺煮熟后，撒上药末食之。

【提示】 二剂即愈。

【出处】 西宁铁路医院辛虞生（《中医验方汇编》）。

【主治】 喘息。

【方药】 麻黄一钱半 杏仁三钱 石膏四钱 桑皮三钱 半夏二钱 冬花二钱 白果二钱 条芩一钱半 苏子二钱 生甘草一钱半

【用法】 水煎服。

【出处】 西宁市卫协秦友三（《中医验方汇编》）。

【主治】 喘息。
【方名】 冬龙散
【方药】 冬虫草三钱　净地龙三钱　蛤蚧三钱
【制法】 共研细末。
【用法】 每次内服五分，白水送下。
【出处】 石家庄市胡东樵（《十万金方》第一辑）。

【主治】 肾虚气喘。
【方药】 胡桃肉二两　补骨脂四钱　砂头一钱
【用法】 煎服。
【出处】 宁乡县中医张石其（《湖南省中医单方验方》第二辑）。

【主治】 喉中如鸡鸣，气喘。
【方药】 荷包花根四两　羊舌条根四两　猪颈肉四两
【用法】 炖服，不放盐。
【出处】 内江市邹遇缘（《四川省医方采风录》第一辑）。

【主治】 齁喘。
【方药】 麻黄一两　白麻糖二两　猪小肚一个
【用法】 将药装入猪小肚内，以炖烂为度。空心服，连服三四剂。
【禁忌】 有外感者忌服。

【出处】 大邑周福成（《四川省医方采风录》第一辑）。

【主治】 哮喘。

【方药】 乌泡茨根三两　大毛香二两　五花猪肉半斤

【用法】 炖服（若恶油的，可去浮油，服净汤），时间宜在晚上临睡时服用效果更好。

【出处】 重庆市第一中医院唐阳春（《四川省中医秘方验方》）。

【主治】 老人喘嗽，气促，睡卧不安。

【方药】 胡桃肉四两去皮　杏仁四两去皮尖　生姜二两

【用法】 研膏，入炼蜜少许，和丸，弹子大，每卧时嚼一丸，生姜汤送下（或参汤下）。

【出处】 杭州市董浩（《浙江中医秘方验方集》第一辑）。

【主治】 红薯壅（哮喘），得于潮湿肥沃地上劳动后。

【方药】 红薯秆四两　紫背浮萍半碗　红白糖各二两

【制法】 水煎，加入红白糖。

【用法】 内服二碗，发汗。

【出处】 唐河卫协会（《河南省中医秘方验方汇编》续一）。

【主治】 一切老齁病，久年喘息不休者。

【方药】 清酒缸（即曲药）三两　毛桃子树根皮三两　钓鱼竿（草药）三两

【用法】 煎水后去渣，以药水煮鸡蛋服食，但须多服才容易全愈。

【出处】 重庆市第一中医院唐阳春（《四川省中医秘方验方》）。

【主治】 寒凉喘气，经久不愈的痼疾。

【方药】 枯矾一两 淡豆豉一两 人信五分

【制法】 人信用火烧透，与枯矾淡豆豉共研细末，用饭捣泥为丸，如绿豆大，朱砂为衣，晒干备用。

【用法】 一日三次，成人每次三至五丸，儿童酌减，用开水送下。

【出处】 孝感县张佑铭（《湖北验方集锦》第一集）。

【主治】 久病虚喘。

【方药】 猪肺一个 五味子廿粒 诃子一钱

【用法】 将猪肺洗净与药同煮至极烂，连汤与肺一齐服下。

【出处】 完满县宋茂林（《十万金方》第六辑）。

【主治】 老人咳嗽痰喘，秘冬必反，服之尤宜。

【方药】 人乳汁四两 白藕（捣汁）一斛 蜂蜜四两

【制法】 以上三味，共贮瓶内，将瓶放锅内，以水煎瓶一炷香时取出。

【用法】 每次服一两，一日二次，早晚服之。

【出处】 涞源县贾亭山（《十万金方》第六辑）。

【主治】 痰涎壅盛喘哮。

【方药】 莱菔子三钱　牙皂角一个　明矾一钱

【用法】 三味为末，每次服二钱，清早服，白水送下。

【出处】 安国县北段村史云如（《祁州中医验方集锦》第一辑）。

【主治】 劳伤喘。

【方药】 山豆根二钱　桔梗二钱　大海一个

【用法】 水煎服。

【治验】 观音堂李母连服半月痊愈。

【出处】 安国城关镇医院李巽明（《祁州中医验方集锦》第一辑）。

【主治】 风痰喘急。

【方药】 生橄榄（打碎）三十二粒　川贝一钱　朱砂三分

【用法】 共研末。先将生橄榄水煎一杯，和药末调匀服下，三次即安。

【提示】 橄榄为清香甘寒无毒，功能清肺，开胃，下气，治肺经温寒热毒，利咽喉配合（珠贝散）之祛疾定喘，对痰喘有效。

【出处】 莆田县江口镇中亭街畅荣诊所林文汇（《福建省中医验方》第四集）。

【主治】 咳嗽痰喘。

【方药】 橘红　半夏　僵虫　川贝各等分

【制法】 共为细面。

【用法】 每服一分，日服三次。

【出处】 安阳潘际昌（《河南省中医秘方验方汇编》续一）。

【主治】 咳嗽喘息。

【方药】 茅根三钱　海浮石五钱　麻黄三钱　柏叶三钱

【用法】 水煎服三次，孕妇忌服。

【出处】 前郭旗吴军青（《吉林省中医验方秘方汇编》第三辑）。

【主治】 痰喘咳嗽，胸脘满闷。

【方药】 紫豆蔻二钱　砂仁四钱　川贝母五钱　麦冬五钱

【制法】 上药水煎去渣，加白莱菔二斤，白梨二斤，鲜生姜四两，取汁，再加芝麻油四两熬成膏。

【用法】 每日早晚分服，每服一钱，开水和服。

【出处】 沽源县（《十万金方》第六辑）。

【主治】 喘咳，实痰难吐。

【方药】 半夏三钱　芭蕉花三钱　黄果皮三钱　制胆南星三钱

【制法】 加水三小碗，煎汤一碗。

【用法】 内服，一日二次服完。

【出处】 杨济中（《贵州民间方药集》增订本）。

【主治】 肺热喘息。

【方药】 甘草三钱　桔梗三钱　葶苈子五钱　大枣十枚

【用法】 水煎服。

【治验】 榆林子乡林平杜李有妻肺热咳喘，用此方治疗。

【出处】 围场县高承恩（《十万金方》第十辑）。

【主治】 哮喘。

【方药】 大秋梨半斤　生姜半斤　红糖半斤　白胡椒二钱

【制法】 上药共捣为糊蒸熟。

【用法】 每日早晚各服五钱。

【出处】 洛专吴庆林（《河南省中医秘方验方汇编》续一）。

【主治】 寒性哮喘。

【方药】 天丁五钱　伏姜四钱　附片四钱　白胡椒七粒

【用法】 蒸猪肺服。

【出处】 湘阴县中医（《湖南省中医单方验方》第一辑）。

【主治】 痰涎壅滞，呼吸迫促。

【方药】 石菖蒲　葱白　生姜　艾叶

【用法】 各药切碎、捣烂、炒热、从胸背向下熨之。

【出处】 隆回县中医邹代健（《湖南省中医单方验方》第二辑）。

【主治】 齁喘。

【方药】 枯矾五钱　轻粉五钱　白芥子二两　白芷三钱

【制法】 共研细末。

【用法】 以麦面和药加水做成二饼，烘热轮换贴肺俞穴，药冷烘热再贴。初贴时有些现痛，仍然贴上，以不痛为度。

【出处】 忠县卫协会（《四川省医方采风录》第一辑）。

【主治】 齁喘。

【方药】 信石五分 淡豆豉五钱 枯矾三钱 甘草二钱五分

【制法】 共为细末，面糊为丸，如黄豆大。

【用法】 用冷茶送下，小儿一至三岁服四丸，三至五岁服十丸，六至十岁服二十丸，一日服二次，成人服三剂可愈。

【提示】 此方有剧毒药品，不可轻率使用。

【出处】 温江县朱砚章（《四川省医方采风录》第一辑）。

【主治】 喘息。

【方药】 生石信2份 淡豆豉17份 江米粉（或藕粉）1份

【制法】 以蒸馏水做成如绿豆大小之丸。

【用法】 将上药分成三厘、四厘、五厘三种包。阳历8~10月服三厘包，10~12月服四厘包，12~2月服五厘包，2~4月服四厘包，4~5月服三厘包。

第一次服三厘包之1/2，待40分钟后，观察有无反应（胸闷，喘加重），如无不良反应，可观察一次服药能抑制多长时间，如能抑制40小时，就每隔40小时服一次。

【出处】 天津医学院附属医院（《中医名方汇编》）。

【主治】 喘息。

【方药】 信石一分 白矾十分 淡豆豉十分

【用法】 将上药研末成丸，每日睡前服 0.5 克，服三个月为一疗程。

【提示】 服药期间禁忌多脂肪食物。

【出处】 广州铁路管理局卫生处（《中医名方汇编》）。

【主治】 喘息。

【方药】 白芥子七钱 廷胡素四钱 细辛七钱 甘遂四钱

【用法】 上药共研粉，用生姜汁 120 毫升拌和制饼六枚。另以当门子一分散布饼上，敷贴孔穴。初伏、中伏、末伏各一次，每次 2 小时，连续 3 年。

【穴位】 百劳（大椎上二寸旁一寸） 肺俞（第三椎下，两旁去脊各一寸五分） 膏盲俞（在第四椎下，近五椎上，两旁去脊各 3 寸）

【出处】 上海中医学院附属第十一人民医院（《中医名方汇编》）。

【主治】 哮喘。

【方药】 花椒一小撮 荆芥穗二钱 茯苓若干 芹菜根三钱

【用法】 水煎服，早晚各一次。

【出处】 湟中中医进修班（《中医验方汇编》）。

【主治】 冬季寒喘，不能躺睡。

【方药】 炙麻黄 炙甘草 七瓜红 五味子各三钱

【用法】 水煎服。

【治验】 此方治冬季寒喘有特效，服后二十分钟即能睡倒，呼吸通畅，连服几剂可能痊愈。

【出处】 安国县城东乡医院胡望舒（《祁州中医验方集锦》第一辑）。

【主治】 哮喘。专治四十岁以上之哮喘症。

【方药】 斑鸠窝五钱 红活麻五钱 紫苏根一两 麻黄根五钱

【制法及用法】 先熬水服一剂，然后再用一剂炖猪蹄服。

【提示】 老年哮喘有气乏息微者、气粗胸满者、痰稠便硬者，以及痰清冷者本方都可以治，在病发时有头痛恶寒者不宜炖猪肉服。

【出处】 民间验方（《成都市中医验方秘方集》第一集）。

【主治】 哮喘。

【方药】 芙蓉花五钱 半夏五钱 川贝母五钱 麻黄四钱

【制法】 水煎服。

【用法】 一日二次，早晚服之。

【出处】 延庆县连建华（《十万金方》第六辑）。

【主治】 哮喘夜甚者。

【方药】 真乌鸡蛋二个 镜面砂（研）三钱 真川贝（去心）三钱 枣花蜜三两

【制法】 蒸成膏子二两，和匀。

【用法】 白水送下，日次服一茶匙。

【出处】 宁晋中医进修学校（《十万金方》第六辑）。

【主治】 咳逆上气，喘息目如脱，脉浮大者。

【方药】 麻黄九分 石膏六钱 生姜一钱二分 法半夏一钱八分

【制法】 水煎。

【用法】 一日量，分二次服。

【出处】 监利县（《湖北验方集锦》第一集）。

【主治】 一切哮喘、咳嗽，不分病因、新久、性别、年龄，均可服用。

【方药】 甜杏仁一两 尖贝母一两为末 鲜梨汁一斤 蜂蜜半斤

【制法】 先将甜杏仁打碎如泥，加水煎汁去渣后，加入鲜梨汁，细火熬炼，再加入蜂蜜、尖贝母，合匀收贮。

【用法】 每次用一调羹，冲开水服，一日二三次。

【出处】 威远县中医研究组（《四川省中医秘方验方》）。

【主治】 咳嗽、喘息，伴胃口膨胀、不思饮食。

【方名】 瓜蒌散

【方药】 瓜蒌五钱 枳实三钱 川朴三钱 文军四钱 三仙一两

【用法】 水煎服。

【出处】 峰峰矿区宿半村高正民（《十万金方》第十二辑）。

【主治】 痰壅不出喘而不食。

【方药】 半夏姜炒四钱　枳壳三钱炒　枯矾一钱　皂角一钱　甘草一钱

【用法】 水煎服，空心用。

【出处】 彭城镇胡文生（《十万金方》第十二辑）。

【主治】 咳嗽喘息。

【方药】 麻黄三钱　石膏三钱　杏仁三钱　甘草二钱　椰片三钱

【用法】 水煎服。

【出处】 安国县城东乡于堤村门诊部戴耀文（《祁州中医验方集锦》第一辑）。

【主治】 喘嗽。

【方药】 生地五钱　桑皮五钱　紫菀五钱　黄芪五钱　五味子五钱

【用法】 为面蜜丸，每上一钱重，每日早晚服一次。

【出处】 安国县中羊村红旗人民公社医院孟庆安（《祁州中医验方集锦》第一辑）。

【主治】 咳嗽痰多，气喘者。

【方药】 麻黄五钱　保宁曲八两　橘皮三两　广香四钱　白蔻三钱

【制法】 研面加蜜为丸。

【用法】 每服一钱，白开水送下。

【出处】 三义堂（《中医采风录》第一集）。

【主治】 咳嗽喘息。

【方药】 人参一钱 琥珀一钱 朱砂一钱 川贝二钱 白及二钱

【用法】 共为细面，每次服一钱，一日三次，开白水冲服。

【提示】 本方有安神镇静作用。

【出处】 公主岭王凤岐（《吉林省中医验方秘方汇编》第三辑）。

【主治】 年久痰喘咳嗽。

【方药】 麻黄二两 杏仁一两 甘草一两 川贝五钱 大萝卜五斤

【用法】 将萝卜切碎拧汁熬成膏，合药一起为丸，每丸二钱重，早晚各服一丸，开白水服下。

【出处】 （《吉林省中医验方秘方汇编》第三辑）。

【主治】 痰喘咳嗽。

【方药】 百部二钱 薏米一两 麻黄一钱 杏仁二钱 甘草二钱

【用法】 水煎服三次。孕妇忌服。

【出处】 磐石县（《吉林省中医验方秘方汇编》第三辑）。

【主治】 气喘咳嗽，能祛痰止嗽。

【方名】 桔梗甘草汤

【方药】 桔梗二钱 甘草二钱 麻黄钱 杏仁四钱 生石

膏八钱

【用法】 水煎服。

【出处】 安国县刘竹君（《十万金方》第十二辑）。

【主治】 咳嗽喘促，痰声如锯。

【方药】 多年石灰五钱 白矾五钱 白及 甘草 黄连各二钱

【制法】 共为细末。

【用法】 每服二钱，用冷水调服。

【出处】 （《十万金方》第一辑）。

【主治】 咳嗽喘息不得卧。

【方药】 炙双皮 炒杏仁各二两 川贝一两 兔脑（焙焦）一个 兔肺（焙焦）一具

【制法】 共为细面，炼蜜为丸，分十五粒，每晚一粒，白水送下。

【出处】 景县孟光浩（《十万金方》第十辑）。

【主治】 慢性哮喘。

【方药】 白芥子三肉 白芷三钱 轻粉五分 麝香三分 蜜糖五两

【用法】 上药研末和蜜糖调敷颈下第三脊椎处，先用凤仙花苗煎水洗三脊椎骨，再敷药至二十四小时，约敷三四次可愈。

【出处】 宁乡县中医刘玉章（《湖南省中医单方验方》第一辑）。

【主治】 哮喘气急，时发时止，发则气息喘促，不能平卧，喉中有笛声，苦闷特甚。

【方药】 麻黄去节一钱　杏仁四钱　生甘草一钱　生石膏研五钱　没石子二钱

【用法】 上煎服作一日量，用水一碗煎至半碗，分三次服。于临发时服之，可以连服数日。

【提示】 本方治一般咳嗽有效，虚症不适宜。

【出处】 吴兴市凌拙甚（《浙江中医秘方验方集》第一辑）。

【主治】 咳嗽哮喘。

【方药】 白果仁四两　冰糖　红糖　蜂蜜各四两　生姜汁两盅

【制法】 将白果仁研面，和后四味共熬成块。

【用法】 噙口中化咽。

【出处】 安阳杨玉书（《河南省中医秘方验方汇编》续一）。

【主治】 哮喘。

【方药】 麻黄一钱　石膏二钱　杏仁三钱　甘草一钱　冬花二钱半

【用法】 水煎服。

【出处】 博野社傅定国（《祁州中医验方集锦》第一辑）。

【主治】 老年人哮喘。

【方药】 安息香　龙脑　白蔻　陈皮　乌药各等分

【用法】 共为细末，白酒送服，每次一钱。

【出处】 西宁药材公司任锡公（《中医验方汇编》）。

【主治】 痰喘咳嗽。

【方药】 牙皂荚二钱 杏仁二钱 射干三钱 干姜二钱 川贝三钱 元桂一钱半

【制法】 上药共为细末炼蜜为丸。

【用法】 先由小量服起，渐次增加，以知为度。

【出处】 濮阳李忠林（《河南省中医秘方验方汇编》续一）。

【主治】 喘咳气急，伴头痛、高烧。

【方药】 生石膏一两 炒杏仁四钱 炒麻黄三钱 生甘草一钱 白桔梗三钱 炙百部四钱

【制法及用法】 水煎服。

【提示】 本方为仲景伤寒论中之麻杏石甘汤加味，有镇咳、平喘、消炎、清肺作用，对风温肺热等咳嗽用之最宜。

【出处】 王祉珍（《成都市中医验方秘方集》第一集）。

【主治】 肺肾虚寒、水气为痰或年老阳虚、咳嗽喘急。

【方药】 当归三钱 熟地五钱 陈皮二钱 清夏二钱 茯苓二钱 炙甘草一钱五分

【用法】 水煎服三次。孕妇忌服。

【出处】 敦化县徐伯阳（《吉林省中医验方秘方汇编》第三辑）。

【主治】 气喘。

【方名】 治气喘方

【方药】 白及二钱 川贝母二钱 冬虫夏草六钱 蛤蚧一对 桃仁三钱 核桃仁一两

【用法】 共研细末为丸。

【出处】 阜平县傅寿山（《十万金方》第十辑）。

【主治】 支气管喘息。

【方药】 闹阳花二分 甘草二钱 麻黄二钱 陈皮三钱 莱菔子四钱 远志二钱

【制法】 以水一杯，煎至半杯，去渣加糖再煎至糖溶化为度。

【用法】 一日量，分三次服。

【出处】 监利县张九思（《湖北验方集锦》第一集）。

【主治】 咳嗽痰喘（年老人入冬后咳嗽痰喘，精神好，能吃饭者）。

【方药】 炙麻黄二钱 炙杏仁五钱 苏叶三钱 橘红五钱 炙桑皮三钱 酒黄芩三钱 炙冬花三钱 半夏五钱 白果四钱 葶苈子八钱 生草二钱 烧姜三片 大枣三个引

【用法】 水煎服。

【出处】 （《山西省中医验方秘方汇集》第三辑）。

【主治】 风寒喘嗽。

【方药】 麻黄二钱 杏仁三钱 苏子三钱 橘红三钱 前胡二钱 甘草二钱 桑皮三钱 地骨皮三钱 茯苓三钱 生姜三片引

【用法】 水煎服。

【出处】 安国城关镇医院高屾森（《祁州中医验方集锦》第一辑）。

【主治】 咳嗽喘息。

【方药】 北沙参三钱　寸冬三钱　五味三钱　川贝二钱　枳翘二钱　桔梗三钱　麻黄一钱半

【用法】 水煎服。

【出处】 安国县城东乡于堤村门诊部戴耀文（《祁州中医验方集锦》第一辑）。

【主治】 咳嗽痰喘。

【方药】 当归三钱　川芎二钱　青皮二钱　广皮三钱　清夏三钱　杏仁三钱　云苓三钱　川贝三钱　五味子三钱　桑皮三钱　甘草二钱　冰糖二两

【用法】 水煎服。

【出处】 博野社医院孟照奎（《祁州中医验方集锦》第一辑）。

【主治】 虚喘咳嗽，心肾不足。

【方药】 熟地三钱　山萸二钱　丹皮一钱半　云苓一钱半　泽泻一钱半　山药二钱　五味子二钱　寸冬二钱

【用法】 水煎服。

【出处】 安国城东乡于堤门诊部戴耀文（《祁州中医验方集锦》第一辑）。

【主治】　虚嗽而喘。

【方药】　百合四钱　生地三钱　熟地三钱　贝母二钱　元参三钱　桔梗三钱　橘红二钱

【用法】　水煎服。

【出处】　安国县城东乡于堤门诊部戴耀文（《祁州中医验方集锦》第一辑）。

【主治】　喘息（痰涎壅塞气管，呼吸短促）。

【方药】　姜半夏四钱　姜油朴三钱　化橘红二钱　天南星二钱　瓜蒌霜二钱　云茯苓四钱　海南沉二钱　陈枳壳（麸炒）三钱　槟榔三钱

【用法】　水煎温服。早晚每一次，每一次加礞石滚痰丸一丸，每剂药煎三次。

【出处】　阳城原庸五（《山西省中医验方秘方汇集》第三辑）。

【主治】　喘息。

【方药】　白果三钱　苏子三钱　杏仁二钱　桑白皮三钱　茯苓五钱　腹毛三钱　生姜二钱　陈皮三钱

【用法】　水煎服。

【加减】　脉大口渴，加生石膏二钱。

【出处】　大通中医进修班宋得兴（《中医验方汇编》）。

【主治】　年老者，冬天咳嗽喘促，有痰夜卧不安。

【方药】　肺痨丸：南粟壳四两　五味五钱　杏仁五钱　枯白矾三钱　川贝一两　蜜麻黄五钱　海浮石五钱

【用法】 共为细面，蜜为丸，每丸二钱重，每次一丸，白水服下。

【禁忌】 辛辣等物。

【治验】 临床应用有特效。

【出处】 敦化县马贯一（《吉林省中医验方秘方汇编》第三辑）。

【主治】 年老咳嗽及久咳喘息者。

【方药】 白果二钱 川贝二钱 元肉二钱 麻黄一钱半 桔梗二钱 柏叶二钱 甘草二钱 杏仁二钱 海浮石二钱

【用法】 水煎服三次。

【禁忌】 虚痨性肺热咳嗽禁用。

【出处】 怀德县吴占雍（《吉林省中医验方秘方汇编》第三辑）。

【主治】 肺热咳嗽，痰涎壅盛，交冬即发，夜卧不安气短兼喘。

【方药】 止咳糖浆：杏仁五钱 前胡五钱 浙贝五钱 桔梗五钱 桑叶八钱 桔红五钱 大力六钱 苏叶三钱 百部四钱 远志三钱 粉草三钱 麻黄四钱 粟壳（用水煎汁）四钱

【用法】 白糖三斤蜂蜜三斤，合药汁共熬成浓汁为度。每服四钱，开白水冲服。

【治验】 白城县器材库工人侯增润男 45 岁，会患此病数载，冬犯夏愈，气短咳嗽，夜臥不寝，食少胸满，经服此药后，症状大减，连服两付而愈。

【出处】 白城市周龙骧（《吉林省中医验方秘方汇编》

第三辑）。

【主治】 咳嗽气促，痰涎稠黏，咯不易出，并兼便秘。

【方药】 黄芩三钱 寸冬三钱 柿霜三钱 月石二钱 百部草一钱五分 生石膏二钱 纹军二钱 明雄一钱 礞石一钱 川贝三钱 橘红三钱 桔梗二钱 胆星二钱

【用法】 共为细面，一至二岁小儿每服二至三分，开白水冲服。孕妇忌服。

【治验】 一般咳嗽与麻疹后咳嗽用之皆效。

【出处】 刘志学（《吉林省中医验方秘方汇编》第三辑）。

【主治】 一般年老体弱者咳嗽喘促。

【方药】 麻黄三钱 桂枝三钱 杏仁矾炙三钱 炙马钱（切片去皮）一钱 核桃仁三钱 冬虫草一钱 鹿茸一钱

【用法】 共面蜜丸一钱重，每次服一丸，开白水送下，早晚各服一丸。孕妇忌服。

【治验】 此方有效，许多老乡都自己来所购买。

【提示】 此方药性属于温热之品，冬季咳嗽有效，而在春季复发者不宜用之。

【出处】 舒兰县战永清（《吉林省中医验方秘方汇编》第三辑）。

【主治】 哮喘，见咳嗽喘息，气短多痰。

【方药】 安嗽化痰汤：当归三钱 党参三钱 黄芪五钱 白术三钱 陈皮三钱 川贝三钱 柴胡三钱 蒌仁三钱 川羌活二

钱　枳壳三钱　莱菔三钱　冬花二钱　香附二钱　栀子二钱　黄芩三钱

【加减】　痰多者加清夏、前胡各二钱，喘甚者加茯苓、桔梗各三钱。

【用法】　水煎服，也可以配制丸药服之。

【出处】　通化市陈芝秀（《吉林省中医验方秘方汇编》第三辑）。

【主治】　咳嗽痰喘。

【方药】　生地　熟地　阿胶　云苓　冬花　川贝　马兜苓　天冬　寸冬各四钱　鸡蛋四至六个

【制法】　鸡蛋去黄用请，年第者加麻黄三钱，身体弱者加龙骨。牡蛎各四钱。

【用法】　水煎服。

【治验】　四剂可除根。

【出处】　（《十万金方》第六辑）。

【主治】　咳嗽气喘。

【方名】　苏子二陈汤

【方药】　茯苓三钱　苏子二钱　半夏二钱　前胡二钱　当归三钱　陈皮二钱　沉香一钱　甘草一钱

【用法】　生姜为引，水煎服。

【出处】　峰峰矿区杨永钿（《十万金方》第十二辑）。

【主治】　咳嗽喘，胸满。

【方药】　瓜蒌七钱　苏子四钱　川贝二钱　白芍三钱　桑皮

三钱　白果二钱

【用法】水煎服。

【出处】峰峰矿区张从林（《十万金方》第十二辑）。

【主治】痰嗽喘息。

【方药】麻黄六分　杏仁一钱　制半夏六分　黄芩三分　苏子一钱　冬瓜一钱　白果（去皮）五个　甘草（炙）二分

【用法】水煎服。

【出处】西宁药材公司马涌泉（《中医验方汇编》）。

【主治】咳嗽痰多，呼吸困难。

【方药】杏仁三钱　苏子二钱　赤苓二钱　大贝三钱　枇杷叶（去毛）三钱　郁金二钱　牛子三钱　前胡二钱　当归三钱　桔梗三钱

【制法】水煎。

【用法】内服。

【出处】松滋县中医中药工作委员会（《湖北验方集锦》第一集）。

【主治】咳嗽稠痰，上气喘急，胸肋疼痛（并非新感冒者）。

【方药】化痰宁肺散：瓜蒌仁三钱　白芥子（炒）二钱　苏子（炒）二钱　陈皮五钱　法半夏五钱　杏仁（去皮尖）二钱　贝母二钱　海浮石（煅）二钱　马兜铃二钱

【用法】研细末或制蜜丸，每服至二钱，日服三次，饭后开水送服。

【提示】 加桑白皮二钱，肥皂荚五钱，条黄芩五钱，柴胡五钱，青皮五钱更好。

【禁忌】 新感冒者勿服。

【出处】 西宁中医院戴世昌（《中医验方汇编》）。

【主治】 咳喘不宁，肺经伏有寒燥者。

【方药】 麦冬二钱 紫菀二钱 桑皮二钱 竹茹二钱 半夏二钱 麻黄一钱 桔梗二钱 五味子八分 甘草二钱

【制法】 水煎。

【用法】 分二次温服。

【出处】 浠水县卫生工作者协会（《湖北验方集锦》第一集）。

【主治】 咳嗽喘气。

【方药】 苏子二钱 归身二钱 陈皮一钱五 半夏一钱 前胡一钱 厚朴一钱五 桂枝五分 生姜三片 甘草一钱

【制法】 水煎。

【用法】 一日量，分二次服。

【出处】 监利县（《湖北验方集锦》第一集）。

【主治】 咳嗽痰喘。

【方药】 白糖 山楂 白蜂蜜 生姜 梨 香油 粉团各四两

【用法】 煎熬成膏，每日服二次，每次一两。

【提示】 此方对久咳不愈者适应。

【出处】 小桥职工医院林世芳（《中医验方汇编》）。

【主治】 支气管哮喘。

【方药】 麻黄钱半 苏子三钱 桑白皮三钱 款冬花一钱半 杏仁三钱 半夏二钱 黄芩二钱 白果二钱 甘草一钱

【用法】 水煎服。

【出处】 西宁铁路医院（《中医验方汇编》）。

【主治】 咳嗽气喘，口渴。

【方药】 金沸草五钱 款冬花三钱 当归三钱 麦冬三钱 陈皮三钱 甘草三钱 胆星三钱 天冬三钱

【用法】 水煎服。

【出处】 沽源县李树椿（《十万金方》第一辑）。

【主治】 喘满。

【方名】 益兑胜离汤

【方药】 瓜蒌七钱 枳壳三钱 贝母三钱 杏仁三钱 橘红三钱 川朴三钱 栀子三钱 黄芩三钱 桔梗三钱 麦冬三钱 桑皮三钱 竹茹二钱 香附三钱 槟榔二钱 杷叶三钱 连壳三钱 熟军一钱半 焦三仙六钱

【制法】 水煎。

【用法】 口服。

【治验】 张庄村陆生福母，60 岁，每年冬犯此疾，喘满不得卧，动则尤甚，面赤唇红，口燥咽干，身热手心热，微恶寒，痰黄稠黏，脉滑数，服此药一剂见轻，四剂痊愈。

【出处】 涿鹿县张寿山（《十万金方》第一辑）。

【主治】 喘息。

【方名】 定喘汤

【方药】 杏仁三钱 苏子三钱 蜜麻黄一钱半 前胡二钱 桔梗二钱 枳壳三钱 蒌仁三钱 焦三仙六钱 莱菔子三钱 川朴三钱 清夏三钱 芥子三钱 引用生姜三片 便实加熟军，寒证剧烈加肉桂一钱半

【制法】 水煎。

【用法】 口服。

【治验】 苑庄村杨绪母，60岁，患此症四五年，症状：发热见汗而喘，胸膈满闷，四肢逆恶寒，脉浮滑有力，服一剂较轻，三剂痊愈。

【出处】 涿鹿县张寿山（《十万金方》第一辑）。

【主治】 肺脓疡及哮喘。

【方名】 冬龙蛤蚧饮

【方药】 冬虫草二钱 地龙三钱 蛤蚧八分 橘红三钱 白前三钱 白果仁二钱 白蔹三钱 甘草一钱

【制法】 水煎

【用法】 内服

【出处】 石家庄市胡东樵（《十万金方》第一辑）。

【主治】 喘。

【方药】 川贝 天冬 寸冬（去心） 广皮 生地 熟地 马兜铃 冬花 胶珠 杏仁各四钱 鸡蛋四个

【禁忌】 忌烟酒荤腥一百天。

【用法】 每年8月用两服，连服三年。

【治验】 共用六服可除根。

【出处】 平山县武汗文（《十万金方》第一辑）。

【主治】 急性哮喘，痰出似铁锈色。

【方名】 清肺饮

【方药】 生霜叶三钱 芦根四钱 桔梗四钱 生石膏四钱 七爪红三钱 清半夏三钱 葶苈子三钱 寸冬三钱 枯蒌五钱 白前三钱 枳壳三钱 生甘草三钱 引用薄荷一钱半

【加减】 热甚加连翘、条芩。

【制法】 水煎服。

【用法】 早晚各服一次。

【出处】 张专涿鹿县岑效儒（《十万金方》第一辑）。

【主治】 肺病痰喘。

【方药】 天冬四钱 百合四钱 百部四钱 紫菀五钱 阿胶四钱 菖蒲二钱 远志二钱 生地四钱 半夏五钱 白术四钱 丽参二钱 冬花四钱 白果四钱 云苓四钱 川贝四钱 杏仁二钱 陈皮二钱 竹沥汁八两 米糖四两 白蜜四两

【制法】 将丽参、竹沥、米糖、白蜜、阿胶、川贝等六味药后下，其余药以井水三大碗，煎成二碗，用白布滤过去渣再煎，第二次以水二碗，煎成一碗，滤过去渣，第三次以水一碗煎半碗，滤过去渣，然后将此三碗半药汁倒在一起，再加前六味药在一起，用新砂锅熬成膏。

【用法】 每日早晨，空心服一羹匙，白开水送下（忌：猪、狗、鸡、鱼肉等百日）。

【出处】 阳原县马耀武（《十万金方》第六辑）。

【主治】 哮喘喉有拉锯声。

【方名】 千金定喘汤

【方药】 桑皮 杏仁 苏子 冬花 半夏各三钱 麻黄一钱 白果五钱 生石膏六钱 粉草二钱 引用鲜姜三片

【用法】 水煎温服。

【出处】 张家口市孙华堂（《十万金方》第十辑）。

【主治】 冬春举发咳嗽哮喘。

【方药】 苏叶一两 米壳四两 麻黄四两 石膏四两 杏仁四两 甘草四两 薄荷一两

【制法】 共面蜜丸二钱重。

【用法】 每服一丸至六丸，每日三次，白开水送下。

【出处】 保定市于宗尧（《十万金方》第十辑）。

【主治】 肺痨哮喘。

【方名】 止哮汤

【方药】 紫菀三钱 蜜冬花三钱 煅石膏三钱 蜜粟壳二钱 生杏仁二钱 苏子三钱 桑皮三钱 粉甘草二钱 麻黄二钱 川芎二钱 广皮三钱 乌梅三钱

【制法】 水煎。

【用法】 每日早晚各服一次。

【治验】 张庄刘喜德患此症，四剂即愈。

【出处】 唐县谢世祥（《十万金方》第十辑）。

【主治】 久喘肾虚，气虚脾气将绝短气不足一息，喘息。

【方名】 救绝定喘汤

【方药】 人参一两　寸冬五钱　五味子一钱半　山茱萸三钱　大熟地一两　牛膝二钱　白芥子三钱　紫菀二钱　元参五钱

【用法】 水煎温服。

【出处】 张家口市孙华堂（《十万金方》第十辑）。

【主治】 痰喘憋气（冬季咳嗽有效）。

【方名】 瓜蒌枳实汤

【方药】 瓜蒌三钱　橘红三钱　清夏二钱　川朴三钱　杏仁三钱　苏叶三钱　麻黄二钱　桑皮二钱　寸冬二钱　五味一钱半　甘草三钱

【加减】 喘重再加瓜蒌、贝母各二钱。

【用法】 水煎服。

【治验】 燕下乡杜主任患咳嗽气喘症，多次治疗无效，服此方剂痊愈。

【出处】 围场县郝兆坤（《十万金方》第十辑）。

【主治】 多年痰喘，每冬必犯，甚则夏季蓐暑也发。

【方药】 台参三钱　寸冬五钱　五味子一钱半　元参四钱　紫菀三钱　苏子三钱　白芥子三钱　冬花三钱　枇杷叶四钱　桑皮三钱　生石膏四钱　桔梗三钱　粉草二钱　引用生姜五片

【用法】 水煎凉服。如夏季发作加瓜蒌三钱，云苓四钱，半夏三钱，款冬花三钱，春秋冬加麻黄二钱，川贝母二钱。

【出处】 张家口市孙华堂（《十万金方》第十辑）。

【主治】 咳嗽喘急，痰涎过多，神倦食少不化。

【方名】 银杏保肺丸

【方药】 白果一两　瓜蒌（用滑石粉炒干）五钱　冬花五钱　杏仁　橘红　半夏　麦冬　桑皮　黄芩　茯苓　川贝　莱菔子各三钱　甘草二钱

【制法】 共为细面，蜜丸三钱。

【用法】 每服二丸，日服二次，开水送下。

【出处】 唐山市方宗如（《十万金方》第十辑）。

【主治】 马脾风（呼吸暴喘，抬肩欠肚，少气不足以息）。

【方名】 五虎汤

【方药】 麻黄　生石膏　杏仁　广皮各三钱　甘草二钱　生姜三片　茶叶一撮

【用法】 水煎服。

【治验】 刘忠尔得此症，一剂痊愈。

【出处】 安国县朱德欣（《十万金方》第十辑）。

【主治】 喘咳浮肿脉沉有力。

【方药】 葶苈子四钱　桑皮三钱　炒杏仁三钱　苏子二钱　茯苓八钱　泽泻三钱　猪苓三钱　大腹皮四钱　川牛膝二钱　车前子（布包）三钱

【制法】 水煎。

【用法】 内服。

【提示】 方内有葶苈，须经中医诊断许可后方可应用。

【出处】 兰考刘子正（《河南省中医秘方验方汇编》续一）。

【主治】 慢性支气管哮喘，遇寒辄发，痰多。

【方药】 ①麻黄　制川乌　细辛　川椒　白矾牙皂　法夏　胆星　杏仁　甘草各一两　紫菀　款冬花各二两

②白芥　元胡各一两　甘草　甘遂各五钱

【用法】 ①共研细末，姜汁调神曲末为丸。每日临卧服一钱，生姜汤下。

②研末，酒调涂肺俞、膏肓、百会穴，敷二小时久洗去，每隔十天涂一次。

【提示】 用第二方时，敷涂部有麻痛感觉是药性刺激所致，不必畏惧。

【出处】 宁乡县双凫铺中医洪士毅（《湖南省中医单方验方》第二辑）。

【主治】 哮喘病遇寒即发，体质衰弱者。

【方药】 炙芪一两　桔梗二两　白及三钱　党参一两　杏仁八钱　炙草三钱　附片一两　白果八钱　川芎五钱　北姜一两　当归一两　红枣二两　生葛根（捣去汁取绒）四两　梧桐根（捣去汁取绒）二两

【用法】 上药共炆白鸡一只吃（属于热性实性的忌服）。

【出处】 湖南省立中医院医师刘行之（《湖南省中医单方验方》第二辑）。

【主治】 齁喘及胃神经痉挛，咽喉如拽锯，呼吸不续等症。

【方药】 法夏三钱　炙鳖甲四钱　柴胡三钱　桔梗二钱　党

参三钱　枳实二钱　紫菀三钱　吴茱萸一钱半　槟榔二钱　浙贝二钱　生姜三片

【用法】 煎服。

【治验】 此方在近数年来治效病例很多，并经治效十年不能治愈的齁喘病，都获得良好效果，亦不复发，但须多服几剂。

【禁忌】 风寒、生冷食物；身弱者戒房事。

【出处】 临澧县中医戴润民（《湖南省中医单方验方》第二辑）。

【主治】 多年喘息，发时倚卧不得息，脉细而涩，面色萎黄，舌苔无变化者。

【方药】 熟地八钱　五味一钱　肉桂一钱　干姜一钱　当归三钱　西党四钱　炙草三钱

【用法】 煎服。应长时期服用。

【治验】 用此方治一般多年喘息，发时倚卧不得息，连服两月，症状逐渐消失，恢复正常，屡试屡验，共治七个病例，有同样效果。

【出处】 醴陵县中医陈兆甲（《湖南省中医单方验方》第二辑）。

【主治】 支气管喘息。

【方药】 青皮三钱　陈皮三钱　半夏三钱　炒苏子三钱　白芥子三钱　莱菔子三钱　川耳朴三钱　炙桑皮三钱　枳实三钱　苍术三钱　引用生姜三片

【制法及用法】 水三杯煎成一杯，空心温服。此方于霜降前服之，可预防哮喘。

【禁忌】 辛辣、烟、酒。

【出处】 代县张鸿恩（《山西省中医验方秘方汇集》第二辑）。

【主治】 咳嗽，喘哮（秋冬咳嗽气短，呼吸紧迫，哮喘不绝，吐痰过甚，脉滑数，舌苔白腻，不思饮食）。

【方药】 炙冬花三钱　炙杏仁三钱　川贝母二钱　知母三钱　茯苓三钱　橘红三钱　姜半夏三钱　桔梗三钱　炙草一钱　炙桑皮三钱　烧生姜三片　冰糖一块

【用法】 水煎服。

【提示】 将药煎成后去渣，冰糖用麻油灯（蜡烛也可，切忌煤油灯），烧溶化滴入药内十余滴温服。

【出处】 中医研究所附属医院丁光祖（《山西省中医验方秘方汇集》第三辑）。

【主治】 支气管哮喘。

【方药】 天冬　百合　淫羊藿　大毛香　淡竹叶　白及　白蔹　麻黄根（姜水炒）各三钱　石仙桃　矮儿茶苑各二钱

【制法】 炖猪心肺。

【用法】 内服。

【出处】 任克生（《中医采风录》第一集）。

【主治】 喘息。

【方药】 ①射干麻黄汤：麻黄　射干　紫苑　细辛　仙半夏　五味　冬瓜　生姜　大枣

②射干丸：射干　茯苓　橘皮　冬花　仙半夏　百部　干姜　细辛　皂矾　五味　郁李仁

③哮喘丸：香豉　白砒　黄荆子　澄茄子　鸡素胞

【治验】 病例76例，有效率达83%，治愈75%。

【出处】 重庆市第一中医院（《中医名方汇编》）。

【主治】 哮喘（支气管喘息）。

【方药】 扎参二钱　香附三钱　大白一钱半　葶苈子一钱　苏子三钱　云苓二钱　陈皮一钱半　丝瓜络2寸　枳实二钱　甘草八分　台乌一钱半　佛手片一钱半

【用法】 煎水空心服。

【提示】 此方适用于急性喘息症。

【出处】 江西上犹曾大猷（《中医名方汇编》）。

【主治】 白痰气喘。

【方药】 云苓三钱　北沙参一钱半　姜半夏三钱　煅蒙石三钱　桔梗三钱　广木香一钱半　北杏仁二钱　川贝母二钱　炙草八分

【用法】 用开水煎服，另包沉香末一钱调匀内服。

【提示】 此方适用于慢性气喘，但要医师掌握使用。

【出处】 江西南丰（《中医名方汇编》）。

【主治】 黄痰气喘。

【方药】 款冬花一钱半　毛化红一钱半　苏杏仁二钱　炒紫菀一钱半　瓜娄仁一钱半　薄荷四分　白芥子一钱半　天花粉一钱半　粉甘草六分

【用法】 用开水煎服。

【提示】 此方应由医师掌握使用。

【出处】 江西南丰（《中医名方汇编》）。

【主治】 气管支喘息。

【方药】 厚朴花二钱 毛橘红三钱 杏仁二钱 芹菜根三钱 苏子二钱 桑白皮二钱 炙草二钱 冰糖三钱

【煎法及用法】 用水二茶杯，煎至一茶杯，清出去渣，加冰糖，溶解后温服。隔三小时，渣再煎服。

【提示】 若体制强壮，此方再加麻黄一钱。小儿按年龄酌减。

【出处】 （《青海中医验方汇编》）。

【主治】 气促痰喘。

【方药】 杏仁三钱 紫苏子二钱五分钱 橘红二钱 炙百部三钱 炙冬花三钱 荆芥二钱 甘草一钱 法半夏二钱五分钱 贝母二钱五分钱 生姜三片

【制法】 水煎。

【用法】 日二次分服。

【出处】 恩施专署（《湖北验方集锦》第一集）。

【主治】 喘息，肺气上逆，面白，指纹青紫，面浮，唇干，鼻燥。

【方药】 栝蒌霜二钱 牛蒡子二钱 莱菔一钱半 杏仁一钱半 甜葶苈五分 肺形草一钱半 紫雪丹（另吞）二分

【用法】 急流水煎。

【提示】 肺形草，又名人字草，温州一带草药店有出售。本方治热喘、实喘有效，虚喘、寒喘不宜。

【出处】 瑞安县陈朱龙（《浙江中医秘方验方集》第一辑）。

【主治】 哮喘。

【方药】 生麻黄六分　北细辛四分　光杏仁一钱　信前胡一钱　薄荷一钱　茯苓二钱　法半夏二钱　旋覆花一钱半包　炙甘草一钱　生姜三片

【用法】 煎服。

【提示】 本方治哮喘病感寒触发的服用方。

【出处】 王祖安（《浙江中医秘方验方集》第一辑）。

【主治】 哮喘咳嗽痰多，胸膈胀闷上盛下虚，凡壮年老人多年喘嗽不愈者，尤为适宜。

【方药】 前胡三钱　苏子三钱　白芥子炒三钱　葶苈子七分　款冬花三钱　黄芩三钱　瓜蒌三钱　法半夏三钱　当归三钱　白术二钱　甘草一钱。引：生姜三片，大枣五枚。

【用法】 水煎两次，一日服两次，每日早晚空心服之。

【忌食】 油腻动火之物。

【出处】 延庆县郭占霖（《十万金方》第六辑）。

【主治】 寒饮，喘咳，倚息不得卧，或恶寒发热无汗者。

【方药】 麻黄一钱　桂枝一钱半　细辛八分　五味子八分　半夏一钱半　干姜八分　甘草八分

【用法】 水煎去渣温服。

【治验】 ①张某某，男，三十六岁，就诊期 1939 年 2 月，恶寒发热，头身疼痛，喘咳无汗，服五积散后汗出恶寒及身痛皆减，又转为气急鼻扇不得卧，诊其脉滑数有力，苔白滑口不渴，用本方除麻黄加杏仁三钱，厚朴一钱半，服二剂，喘止能卧，尚有微热微咳，改用杏苏饮，除葛根、木香，加干姜、细辛、五味子各八分而愈。

②龙某某，男，四十八岁，就诊期 1932 年 6 月，素有哮喘，此次受寒而发，脘闷胸紧，喘息有声，痰咳不出，无汗，脉滑紧，苔白滑，服本方一剂，胸脘即舒。痰易咳出，再服即愈。

按：所举两例，一属新病（伤寒），一属痼疾（哮喘），但均属寒饮为患，病因同则治法亦同，并不限于某方只治某病。

【出处】 永新县烟阁中医联合诊所罗儒亮（《锦方实验录》）。

【主治】 哮喘（支气管炎）。

【方药】 厚朴花二钱　白果二钱　橘红三钱　杏仁二钱　苏子二钱　白芥子三钱　桑皮子二钱　炙甘草二钱　冰糖三钱

【用法】 水二碗煎至半碗服，渣再煎服。

【出处】 吴延中（《中医验方汇编》）。

【主治】 风寒所致的初期哮喘。

【方药】 麻黄三钱　冬花一钱　杏仁二钱　甘草一钱　射干二钱　紫菀二钱　五味三钱　半夏四钱　细辛一钱五　生姜三钱　大枣二钱

【制法】 水煎。

【用法】 日三次分服。

【出处】 恩施专署（《湖北验方集锦》第一集）。

【主治】 咳喘。

【方药】 射干一两 半夏一两 陈皮一两 百部一两 冬花一两 细辛一两 干姜一两 五味一两 川贝一两 茯苓一两 李仁一两 皂荚（炙去皮弦）五钱

【制法】 共研细末，炼蜜为丸，如梧桐子大。

【用法】 成人每次一钱五分，每日二次。

【出处】 黄陂县张幼甫（《湖北验方集锦》第一集）。

【主治】 哮喘（喉中如水鸡声）。

【方药】 射干 生姜 紫菀 冬花 半夏各一钱五分 麻黄一钱 细辛八分 五味八分 红枣四枚

【制法】 水煎。

【用法】 一日量，分三次服。

【出处】 监利县（《湖北验方集锦》第一集）。

【主治】 咳嗽哮喘。

【方名】 治喘验方

【方药】 桑皮二钱 地骨皮一钱半 桔梗一钱半 杏仁二钱 川贝二钱 橘红一钱半 瓜蒌二钱 苏子二钱 紫菀二钱 冬花二钱 寸冬二钱 枇杷叶一钱半 甘草一钱

【用法】 水煎服。

【出处】 曲阳县韩伯英（《十万金方》第六辑）。

【主治】 支气管喘息。

【方药】 麻黄（蜜炙）一钱 苏子（炒）三钱 甜葶苈一钱 桑白皮三钱 款冬花（炙）三钱 苦杏仁三钱 竹沥三钱 半夏三钱 白果五枚

【用法】 水煎服，一日量。

【出处】 西宁铁路医院（《中医验方汇编》）。

【主治】 喘症。

【方药】 桃、柳、槐、杨、桑五种枝条，五倍子五钱 轻粉五钱 白附子五钱 干姜五钱

【用法】 以油熬枯，去枝条，下章丹二两，摊布所用，病人背后肺俞穴针二分深，以药贴之数月痊愈。

【出处】 安烟县庞各庄乡医院马庆吉（《祁州中医验方集锦》第一辑）。

【主治】 一切哮喘咳嗽。

【方药】 定喘丸：肉桂五钱 潞参三钱 贝母二钱 厚朴三钱 蜈蚣（糯米炒）一条 斑蝥（糯米炒）二钱 杏仁四两

【用法】 共研细末，炼蜜为丸，如桐子大，每服三钱，开水冲服。

【禁忌】 孕妇忌服。

【出处】 西宁中医院耿子元（《中医验方汇编》）。

【主治】 冬夏冷哮痰喘。

【方药】 麻黄（炙）一钱 白芥子三钱 苏子三钱 法半夏二钱 橘红一钱半 茯苓三钱 北五味一钱 甘草（炙）一钱半

【用法】 水煎服，一日一剂。

【出处】 西宁中医院章承启（《中医验方汇编》）。

【主治】 支气管喘息。

【方药】 定喘汤（加味） 苏子三钱 麻黄一钱半 黄芩二钱 橘仁一钱半 法半夏一钱半 杏仁一钱 广皮二钱 白果三钱 生甘草一钱半

【用法】 水煎服。

【出处】 熊长焱（《中医验方汇编》）。

【主治】 喘嗽、呼吸困难。

【方药】 生甘草一钱 桔梗一钱半 川贝一钱半 百部二钱 白前二钱 橘红一钱半 旋覆花二钱 茯苓二钱

【用法】 水煎服。

【出处】 西宁中医院周德寿（《中医验方汇编》）。

六、咳血

咳血是指以咯血为主要表现的疾病，多因肺络受损、血溢脉外所致。常见症状有：咳嗽出血、痰中带血丝或痰血相兼，甚至咳出鲜红纯血。

咳血可见于西医的支气管扩张、肺炎、肺部结核、肺癌等疾病。

【主治】 咳嗽唾血。
【方药】 蒲黄二两
【制法】 炒黑。
【用法】 每次冷开水送服三钱。
【出处】 梁既明（《中医采风录》第一集）。

【主治】 咳血。
【方药】 燕窠泥酌量
【用法】 水煎服。
【出处】 上杭县袁有榕（《福建省中医验方》第二集）。

【主治】 咳嗽，痰中带血。
【方药】 青鱼胆草三钱

【制法】 蒸甜酒一小碗。

【用法】 内服。

【出处】 王金安（《贵州民间方药集》增订本）。

【主治】 吐血、咯血，并适宜于各种外伤出血。

【方药】 田马齿苋（生于秋季禾田中，农民都认识，用它治疗扮禾中刀伤出血等，又叫做禾镰药）

【用法】 晒干洗去泥土，水煎兑片糖服，外伤捣敷。

【出处】 湘潭县中医袁爱吾（《湖南省中医单方验方》第二辑）。

【主治】 肺热喀血，或舌硬、出血不止。

【方药】 大蓟根三钱

【制法】 研成细末。

【用法】 开水吞服。

【出处】 胡玉森（《贵州民间方药集》增订本）。

【主治】 肺燥火气不降，骤吐狂血。

【方药】 鲜西瓜子一大把

【用法】 加冰糖一撮，水煎频服之。如无鲜西瓜子，即购生瓜子服之亦可。

【出处】 周岐隐（《浙江中医秘方验方集》第一辑）。

【主治】 咯血、喘咳、痰涌。

【方药】 韭菜根一两

【制法】 加水一小碗煎汤。

【用法】 内服，连用三剂。
【出处】 杨济中（《贵州民间方药集》增订本）。

【主治】 咯血。
【方药】 白及五钱
【制法】 加水一小碗煎汤。
【用法】 每日服用一次。
【出处】 民间验方（《贵州民间方药集》增订本）。

【主治】 咳血、呕血。
【方药】 汉三七
【用法】 顿服，每次二钱至三钱。
【出处】 西宁中医院张险涛（《中医验方汇编》）。

【主治】 咳血。
【方药】 白茅根（炒）二至五两
【用法】 水煎顿服。
【出处】 西宁中医院张险涛（《中医验方汇编》）。

【主治】 努伤咯血。
【方药】 小蓟花苞（扎扎嘴野田自生）十个
【用法】 水煎顿服，一日三次，以愈为度。
【出处】 先锋人民公社高天佑（《祁州中医验方集锦》第一辑）。

【主治】 伤后咯血。

【方药】 仙桃草一钱

【制法】 研成细末。

【用法】 开水吞服。

【出处】 民间验方（《贵州民间方药集》增订本）。

【主治】 咳血（咯血）。

【方药】 白山茶花（鲜者最好，干者亦可）五至七朵　猪腹壁肉（又名三层肉）二两

【用法】 共炖，空腹服，三日一次。不论是吐血、咯血、咳血、唾血都可应用；如因歌唱、演讲以及脑力劳动发生之血症，更为见效。

【出处】 晋江县赵伯英（《福建省中医验方》第二集）。

【主治】 咳嗽咯血，愈而复发，岁必五六次者。

【方药】 炒桃仁二钱　肥白及五钱

【用法】 桃仁炒香，去外衣，研末，和以白糖，一次食完，再将肥白及用水煎温服。

【出处】 金华市郑宝松（《浙江中医秘方验方集》第一辑）。

【主治】 肺热，咳嗽、吐血。

【方药】 汉三七一钱　曲菜一把

【用法】 捣烂取汁，两样合在一处服。

【出处】 安国石佛保健站黄国绥（《祁州中医验方集锦》第一辑）。

【主治】 咳嗽，痰中见血丝，或鲜水红痰。

【方药】 鲜百合一两　粳米五钱

【用法】 共煮成米汤，入白冰糖四钱，每早空腹服之，一次服完，常服，痊愈为止。

【出处】 张龙（《中医验方汇编》）。

【主治】 久咳，形体日衰，以致血出多量，自汗、口渴、气短欲绝，危在顷刻。

【方名】 保肺救生饮

【方药】 野台参一两　白及三钱

【用法】 水煎服。

【出处】 威县王瑞林（《十万金方》第十辑）。

【主治】 咳血（咯血）。

【方药】 侧柏叶一两　童便二碗

【用法】 煎服。

【出处】 晋江县詹镇（《福建省中医验方》第二集）。

【主治】 咳血。

【方药】 生地一两　大黄末二钱

【制法】 先煎生地后入大黄末。

【用法】 一次服完。

【出处】 孙仞仟（《河南省中医秘方验方汇编》）。

【主治】 咳血（咳嗽痰中带血）。

【方药】 白及细末三钱　白糖二两

【制法】 二味混合一处。

【用法】 内服（干吃，不用水送），一二次可愈。

【出处】 商专徐行仁（《河南省中医秘方验方汇编》续二）。

【主治】 咯血。

【方药】 花蕊石（研末）四钱　食盐五分

【用法】 以食盐化水一茶杯，调花蕊石末，每日上午服一次，下午服一次，有胃结石者忌用。

【出处】 吴诚之（《崇仁县中医座谈录》第一辑）。

【主治】 咯血（尿血亦可用）。

【方药】 藕节　荷蒂各五钱

【用法】 煎水服

【出处】 陈静安（《崇仁县中医座谈录》第一辑）。

【主治】 咯血。

【方药】 用蛇总管（晒干的亦有效），大的生叶七、八张，或中小的十几张同猪肺二至三两煎汤碗许，连猪肺饮下，普通立时止血，较顽固的一二日连服二三剂也必止血。外伤小出血摘生叶一片，捻烂敷伤口也能止血愈伤。

【出处】 广西壮族自治区中药研究所（《中医名方汇编》）。

【主治】 肺病咯血。

【方药】 鲜大蓟根四两　鲜小蓟根四两

【制法】 上两药加冷开水一小碗，共同捣烂，再用纱布一方，包好，压滤取汁。

【用法】 液汁和甜酒酿内服，每日三次，每次两汤匙。

【出处】 兴仁陈姓秘方（《贵州民间方药集》增订本）。

【主治】 肺病咳嗽，痰带血丝。

【方药】 党参四两 白椿根树皮四两 酸枣树根白皮四两

【制法】 上药水煎两炷香去渣，入蜂蜜四两 血余炭少许

【用法】 不拘时当茶饮。

【出处】 洛专狄中华（《河南省中医秘方验方汇编》续一）。

【主治】 肺热，咳嗽、吐血、衄血。

【方药】 京墨一两 川连炭三钱 汉三七二钱

【用法】 共为细面，每服三钱，白糖引。

【出处】 安国县郑章社许子珍（《祁州中医验方集锦》第一辑）。

【主治】 咳嗽，痰中见血丝，或鲜水红痰。

【方药】 瓜蒌丸：大瓜蒌一个 贝母三钱 杏仁二钱

【用法】 将瓜蒌开小孔，取出瓜籽，每一瓜籽配杏仁一枚，贝母一个，共研细末，炼蜜为丸，每丸重三钱。灯心煎汤送服，早晚各一次。

【出处】 张龙（《中医验方汇编》）。

【主治】 咳嗽，痰中见血丝，或鲜水红痰。

【方药】 大瓜蒌一个 贝母三钱 杏仁二钱 白糖一两

【用法】 取瓜蒌子与贝母、杏仁等分，研为末，每两药末加白糖三钱，开水送服，每次三钱，每日二次，早晚各一次。

【提示】 如火盛用此方。

【出处】 张龙（《中医验方汇编》）。

【主治】 咯血、吐血、衄血。

【方药】 水高粱根三钱　牛耳大黄三钱　地丁（蒲公英根）二钱

【制法】 加水两小碗，煎汤一小碗。

【用法】 内服。

【出处】 张素珍（《贵州民间方药集》增订本）。

【主治】 咳嗽咯血。

【方药】 木耳（浸透）五钱　白芝麻一杯　猪肺四两　冰糖一两

【用法】 蒸吃。

【出处】 郴县中医（《湖南省中医单方验方》第二辑）。

【主治】 吐血、咯血，并适宜于衄血。

【方药】 荆芥炭（研末）五钱　百草霜五钱　韭菜蔸（捣汁）一两

【用法】 用红白糖冲水调服，连服二三次无不止。

【出处】 长沙县棚梨中心诊所中医黄蒿权（《湖南省中医单方验方》第二辑）。

【主治】 咯血。

【方药】 侧柏叶三两　生姜三两　艾叶二两　凉水1500毫升

【用法】 用砂锅煎剩500毫升，用纱布过滤后加适量红糖。每4~6小时一次，每次40~60毫升。

【出处】 (《中医名方汇编》)。

【主治】 咳血。

【方药】 方一：百部（蒸一次再炒）二两　冬花（炒）二两　百合二两　共研细末，蜂蜜为丸，如桂圆大。每天早晚服，每次服三丸，用泡姜汤送下。

方二：韭菜根　茅草根（去皮）　童便　以上三味共同捣烂取汁，再用荆芥炒黑熬水冲服。

【出处】 开县中西医代表会（《四川省医方采风录》第一辑）。

【主治】 咳嗽吐血。

【方药】 川军　紫菀　陈皮　粉草各等分

【用法】 共炒为面，开水送下，日三次。

【出处】 安国县伍仁桥杜雅如（《祁州中医验方集锦》第一辑）。

【主治】 咳血（咯血）。

【方药】 凤凰衣五钱，煅过研末　胎发烧灰一两　扁柏叶一两　茅根一两　正京墨三钱

【用法】 以京墨磨汁，冲药服。

【提示】 凤凰衣即鸡蛋壳，须用孵过的鸡蛋。

【出处】 长乐县林冠人（《福建省中医验方》第二集）。

【主治】 咳血。

【方药】 酒大黄五钱　血余炭五钱　炒槐实一钱　飞青黛一钱

【用法】 共研细末，每服一钱。

【出处】 漳州市林可华（《福建省中医验方》第二集）。

【主治】 咳血，吐血。

【方药】 白茅根四两　马兰草连根四两　莲子四两　大枣四两

【用法】 水煎服。

【出处】 王英才（《河南省中医秘方验方汇编》）。

【主治】 咳嗽、吐血。

【方药】 石膏三钱　代赭石三钱　寸冬三钱　牡蛎粉三钱　甘草一钱

【用法】 水煎服。

【出处】 安国县郑章社医院王保恒（《祁州中医验方集锦》第一辑）。

【主治】 咳嗽吐血。

【方药】 白及一两　白果五钱　川贝五钱　人参一钱　鹿茸一钱

【用法】 共为细面，每服二钱，白开水服下，早晚各一次。

【出处】 马连第（《吉林省中医验方秘方汇编》第三辑）。

【主治】 肺结核或慢性咳嗽，痰中带血日久不愈。

【方药】 白及一两 大生地八钱 柿霜七钱 川贝母七钱 白糖五钱

【用法】 共为细面，每服二钱，一日两次，用开白水服下。

【治验】 本人使用此方多年，治成年和老年人一般用之都有良效。如咳血过多者少加黄芩为末，合药服之。

【出处】 王德发（《吉林省中医验方秘方汇编》第三辑）。

【主治】 痰中带血，经久不愈。

【方药】 旋覆花（包）三钱 浮海石四钱 代赭石三钱 茜草根炭三钱 阿胶四钱

【用法】 煎服。

【出处】 杭州市何任（《浙江中医秘方验方集》第一辑）。

【主治】 肺胃实热咳嗽，吐痰带血。

【方药】 黄芩 栀子 生地 石膏 川贝 川军各一两

【制法】 共为细末，蜜为丸，每个二钱重。

【用法】 每服一丸，白水送下。

【出处】 安国县魏昌（《十万金方》第十二辑）。

【主治】 咳嗽，吐痰带血，以及哮喘等症。

【方药】 宁嗽膏：川贝三钱 白及二钱 杏仁二钱 白糖六钱 核桃仁六钱 蜂蜜六钱

【用法】 前药共为细面，合蜂蜜白糖拌在一起熬膏，每次服二钱，白糖水冲服。

【出处】 前郭尔罗斯蒙古族自治县马志超（《吉林省中医验方秘方汇编》第三辑）。

【主治】 咳血（咯血）。

【方药】 贡阿胶 怀牛膝 正秋石各二钱 怀熟地三钱 郁金一钱半 当归四钱

【用法】 用雄番鸭一只，去内脏、首、尾、翅、足等，将药装鸭腹内炖服。

【出处】 福清县俞慎初（《福建省中医验方》第二集）。

【主治】 咳血。

【方药】 赭石八钱 杭芍一两 牡蛎四钱 当归五钱 红花二钱 粉甘草二钱 壮健者加西吉三钱。

【制法】 血余炭引。

又方：赭石五钱 杭芍五钱 牡蛎四钱 当归四钱 红花二钱 粉甘草二钱 百合四钱 怀山药四钱 紫桂南八分 川贝三钱

【制法】 水煎服。

【出处】 顾子玉（《河南省中医秘方验方汇编》）。

【主治】 咳血，或咳吐脓血。

【方药】 苡仁四钱 桃仁二钱 瓜壳四钱 白及四钱 苇茎

一两　甘草一钱

【制法】水煎。

【用法】内服。

【出处】朱敬贤（《中医采风录》第一集）。

【主治】咳嗽吐血。

【方药】川贝三钱　汉三七一钱　白及一钱　藕节一钱半　朱砂一钱半　琥珀五钱

【用法】共为细面，每服二钱，白糖水冲服。

【出处】桦甸县（《吉林省中医验方秘方汇编》第三辑）。

【主治】咳血。

【方药】藕节二两　金边兰五钱　丝茅根一两　五叶蛇泡草五钱　茅蜡根一两　红马蹄乌一两

【用法】炖猪前蹄服，一方加花蕲艾五钱。

【出处】金堂县李明三（《四川省医方采风录》第一辑）。

【主治】咳嗽吐血痰，有臭味。

【方药】生地四钱　紫菀二钱　百合二钱　元参二钱　寸冬二钱　桔红二钱　黄芩一钱五分　荷叶一钱五分　粉草一钱　军炭一钱五分　斗苓一钱五分　杷叶二钱　冬花一钱五分

【制法】水煎。

【用法】温服。

【出处】赤城县张馨山（《十万金方》第六辑）。

【主治】 咳嗽吐血。

【方药】 百合三钱 生地炭二钱 香附炭三钱 杏仁三钱 子元一钱半 云苓二钱 桑皮三钱 苏梗三钱 枳壳二钱 川贝二钱半

【用法】 水煎服。

【出处】 博野乡医院傅定国（《祁州中医验方集锦》第一辑）。

【主治】 咳嗽痰血。

【方药】 蒲公英二钱 百部二钱 仙鹤草三钱 石决明二钱 白前二钱 紫菀钱半 茜草一钱 尖贝二钱 桔梗钱半 郁金三钱 杏仁二钱 麦冬二钱

【用法】 水煎服三剂后，照原方除茜草，加元参、藕节。

【治验】 肖某，男，39岁，咳嗽，痰中带血，咽干口燥，呼吸困难，胸膺有痛感，诊断为热伤阳络，肝火灼肺，以前方治疗，数剂痊愈。

【出处】 宜春春台公社卫生院杨觉愚（《锦方实验录》）。

【主治】 痰中带血。

【方名】 加味百合固金汤

【方药】 百合二钱 二地各三钱 元参三钱 川贝二钱 桔梗二钱 杭芍二钱半 当归二钱 二冬各三钱 犀角五分 双皮二钱 甘草一钱

【用法】 水煎服。

【出处】 抄纸屯杨振玉（《十万金方》第十二辑）。

【主治】 咳嗽吐血，胸部闷痛，午后作烧。

【方名】 保肺止嗽汤

【方药】 炙百合　炙百部　茯苓　山药　寸冬各四钱　杭芍　海石　沙参　生地　知母　甘草各三钱　五味子二钱

【制法】 喘甚加蛤蚧一对，冬花三钱，将蛤蚧用阴阳瓦焙干研末，同前药服下。

【用法】 水煎服。

【出处】 唐山市李如松（《十万金方》第十二辑）。

【主治】 咳嗽咳吐鲜血，身烧面赤，呼吸迫促。

【方药】 当归　白芍　寸冬　五味子　党参各二钱　生芪二钱　百合　紫菀　兜铃　甘草（后加）　知母　胶珠二钱　茅根三钱　杏仁为引

【用法】 水煎服。

【出处】 河北滦县刘继恩（《十万金方》第十二辑）。

【主治】 努力过度，咳嗽吐血衄血之症。

【方药】 土鳖虫　没药　血竭花　大黄　自然铜（醋煅）、骨碎补　硼砂　乳香各二钱

【用法】 共为细末，每服三钱，黄酒送下。

【出处】 庞各庄李茂林（《祁州中医验方集锦》第一辑）。

【主治】 体倦咳嗽，手足心发烧，痰中带血等症。

【方药】 桑白皮　明天冬　肥知母　川贝母　大生地　大九地　大麦冬　东阿胶　杭白芍　杏仁　红花　白芷　甘草各一钱

【制法及用法】 水煎，内放鸡蛋三个，煮三沸。将鸡蛋打破去皮，每个鸡蛋用竹签扎几个小孔，再放药内同煮，药煎好时，吃鸡蛋喝药，连吃三剂有效。如吐血丝加倍药的剂量。

【禁忌】 忌房事，宜静养，忌食辛辣物。

【出处】 山西省卫生厅安植基（《山西省中医验方秘方汇集》第二辑）。

【主治】 伤力咳嗽吐血。

【方药】 黄芪一两 白术三钱 广皮三钱 升麻二钱 柴胡四钱 人参三钱 当归四钱 甘草三钱 寸冬三钱 天冬三钱

【用法】 共为细面，每服三钱白水服下。

【出处】 长岭县王化周（《吉林省中医验方秘方汇编》第三辑）。

【主治】 内伤咳嗽，吐血胸痛，痰有恶臭。

【方药】 桑叶三钱 川贝二钱 橘红二钱 元参二钱 甘草二钱 没药二钱 银花五钱 大黄一钱半 酒芩一钱 汉三七一钱

【用法】 水煎服八分碗，煎服三次。

【治验】 石岭乡，寇文举患内伤咳嗽吐血胸痛，经服本方一剂见效，三剂痊愈，效果90%以上。

【出处】 梨树县辛鸿宾（《吉林省中医验方秘方汇编》第三辑）。

【主治】 咳嗽痰血。

【方药】 炙紫菀三钱 白前二钱 川贝二钱 杏仁二钱 枇

杷叶三钱　冬桑叶三钱　黄芩炭二钱　阿胶三钱　甘草一钱　茜草一钱　十灰散三至五钱

【制法】　水煎。

【用法】　内服。

【出处】　大冶县李应南（《湖北验方集锦》第一集）。

【主治】　肺热咳嗽吐血。

【方药】　北条参四钱　麦冬三钱　叭杏三钱　蒲黄炒阿胶三钱　炙紫菀四钱　川贝二钱　干地黄四钱　侧柏炭三钱　炙枇杷叶三钱　炙甘草二钱　鲜荷叶半张

【制法】　水煎。

【用法】　内服。

【出处】　大冶县殷肖岩（《湖北验方集锦》第一集）。

【主治】　吐血后，咳嗽多痰。

【方药】　潞党参三钱　阿胶三钱　茯苓三钱　杏仁三钱　百合五钱　山药三钱　麦冬三钱　川贝母二钱　甘草一钱

【制法】　水煎。

【用法】　内服。

【出处】　光化县（《湖北验方集锦》第一集）。

【主治】　干咳带血，历久不愈。

【方药】　玄参三钱　百部三钱　戤半夏二钱　天冬三钱　马兜铃三钱　桑皮三钱　阿胶珠二钱　炙枇杷叶三钱　黑栀仁三钱　黑侧柏三钱　粉甘草一钱　蒲黄（醋炒布包）二钱

【制法】　水煎。

【用法】 内服。

【出处】 公安县卫生科（《湖北验方集锦》第一集）。

【主治】 痰中带血，咳嗽。

【方药】 尖贝母三钱　阿胶珠三钱　知母三钱　桔梗三钱　百部三钱　沙参三钱　白及三钱　桑白皮三钱

【制法】 水煎。

【用法】 内服。

【出处】 公安县卫生科（《湖北验方集锦》第一集）。

【主治】 咳嗽（血多痰少）。

【方药】 当归二钱　赤芍二钱　生地二钱　百合三钱　贝母二钱　麦冬二钱　栀子一钱半　蒲黄一钱半　丹皮二钱　桃仁二钱　川芎一钱半

【用法】 水煎服。

【出处】 西宁市卫协秦友三（《中医验方汇编》）。

【主治】 咳嗽吐脓痰，痰中常带血。

【方药】 白及二两　百合一两　麦冬五钱　冬花五钱　蛤粉一两　紫菀五钱　三七粉五钱　阿胶五钱　黄芪一两

【制法及用法】 共为细粉，日服三次，每次二钱，用白开水冲下。

【加减】 若痰多，加贝母五钱，牡蛎一两；咳嗽剧者，加法夏五钱，南天竹五钱；体弱者，加党参五钱，五味子五钱。

【禁忌】 孕妇忌服。

【出处】（《青海中医验方汇编》）。

【主治】肺热咳嗽吐血。

【方药】川贝母三钱　沙参四钱　元参一两　百合四钱　杏仁（去皮尖不炒）三钱　桔梗四钱　生地一两　紫菀三钱　寸冬三钱　花粉四钱　知母四钱　白及二钱　甘草二钱　鲜茅根　鲜小蓟各一两

【加减】如吐血重者，此二味可加至各二两。

【用法】水煎服。

【出处】石家庄市史奉章（《十万金方》第二辑）。

【主治】努伤咯血。

【方药】金毛狗二钱　骨碎补二钱　土鳖虫二钱　菟丝子二钱　车前子三钱　紫苏子二钱　好茶叶二钱

【用法】水煎服日服两次。

【出处】涿县高子明（《十万金方》第六辑）。

【主治】肺病吐血，症见胸中发灼，胀闷疼，咳嗽。

【方药】羚羊六分　当归一两　川芎三钱　丹皮四钱　生地六钱　黄芩四钱　天冬六钱　槟榔四钱　柴胡三钱　藕节二钱　阿胶三钱　知母四钱　白及三钱　槐花三钱　甘草一钱

【用法】水煎，食后服。

【治验】此方屡用有效，曾治张某某队长咳嗽、吐血、胸痛。

【出处】安国县程六市李治国（《祁州中医验方集锦》第一辑）。

【主治】 发烧咳嗽，痰中带血。

【方药】 当归四钱 白芍三钱 生地三钱 知母三钱 白条参四钱 川贝三钱 白及三钱 大黄炭二钱 荆芥炭三钱 茅根五钱 三七参（无此味也可）一钱五分

【加减】 热重加黄连，寒重加肉桂。

【制法】 水煎。

【用法】 内服（三七参可为末配服）。

【出处】 商专李子恒（《河南省中医秘方验方汇编》续二）。

【主治】 怒气伤肝，咯血（胸部疼痛，昏迷不醒，咯血）。

【方药】 当归五钱 焦白术三钱 炒白芍三钱 茯苓三钱 柴胡一钱 粉丹皮二钱 焦栀子二钱 龙胆草一钱 丹参二钱 台参二钱 寸冬二钱 天冬二钱 熟地三钱 柏子仁二钱 焦枣仁三钱 沙参二钱 生草一钱

【用法】 水煎温服。

【出处】 省人民医院白启祥（《山西省中医验方秘方汇集》第三辑）。

【主治】 风热咳血。

【方药】 北沙参二钱半 前胡二钱 莲荷叶三钱 侧柏炭三钱 杏仁二钱 蒌仁三钱 田七三分 生地炭三钱 桑白皮三钱 川贝母三钱 大黄三钱 茅根三钱 十灰丸一钱 桑叶三钱 青宁丸（吞服）三钱

【用法】 水煎服，青宁丸另吞。

【治验】 黄某某，男，三十六岁，铁器手工业，住七街，咳嗽吐血盈碗，高热恶寒，头晕便结，胃不纳食，迭经中西医治疗，咳血仍不止，病已旬日，舌边薄白，脉浮无力。风寒爽热，血络受伤，病势危急，以血止镇咳、兼透表邪。一剂血止，寒热均退，连续诊治十五次痊愈。

【出处】 南丰县严振声（《锦方实验录》）。

【主治】 咯血（吐血能止）。

【方药】 双皮三钱　生地三钱　麦冬一钱半　贝母二钱　蒌仁三钱　炭侧柏一钱半　炭蒲黄三钱　阿胶三钱　杏仁二钱　云连一钱半

【用法】 煎水两次，先后分服，每隔四小时服一次。

【出处】 邹梧生（《崇仁县中医座谈录》第一辑）。

【主治】 咳血。

【方药】 汉三七八分　生地三钱　阿胶三钱　侧柏叶三钱　贝母三钱　藕节二钱　桑白皮一钱　杏仁一钱　甘草一钱　白芍一钱半　茅根二钱

【煎法及用法】 用水二茶杯半，煎至多半茶杯，清出去渣，饭前温服。隔三小时，渣再煎服。

【提示】 汉三七研细末，另用白开水冲服。小儿按年龄酌减。

【出处】 （《青海中医验方汇编》）。

【主治】 咳唾脓血，有臭气，发热，气急。

【方药】 连翘五钱　禹花五钱　薏米五钱　桔梗五钱　桑叶

五钱　川贝母五钱　黄连三钱　鱼腥草一两　甘草五钱　郁金三钱

【煎法及用法】 用水六茶杯，浸一小时，煎二三沸，清出，打入鸡蛋三枚，搅和，分三次温服，四小时一次。渣再照前煎服。

【提示】 此方可连服半月至廿天。初服三数日，咳出的脓血臭痰可能增加；再服数天，即形减少，逐渐痊愈。

【禁忌】 孕妇宜去郁金。

【出处】 （《青海中医验方汇编》）。

【主治】 内伤咳嗽吐血。

【方药】 天冬一钱半　寸冬一钱半　生地四钱　熟地二钱　知母二钱　贝母二钱　红花一钱半　桑皮三钱　白芷一钱半　杏仁二钱　白芍二钱　贡胶一钱半　甘草一钱半

【用法】 水煎服三次，另外煮红皮鸡蛋三个去皮穿数孔投药壶内煮一会儿，喝一次药吃一个鸡蛋。

【治验】 此方是十年来的经验方，治愈不少伤力咳嗽吐血的病人。杨某某，男，20岁，农人，患此病身体衰弱，气虚无力，盗汗颜面苍白，食欲不振消瘦，两颧发赤，脉搏弦数，干咳或欬出黄痰带血，胸腔刺痛。经余用此方两剂而愈。

【出处】 姜荣久（《吉林省中医验方秘方汇编》第三辑）。

【主治】 咳痰带血，心肺俱热。

【方药】 咳血方：柴胡三钱　黄连二钱半　骨皮三钱　天冬五钱　生芍三钱　甘草二钱　酒芩三钱　生地二钱半　熟地二钱半

枸杞三钱　黄芪五钱

【用法】 水煎服，早晚各服一次。

【出处】 柳河县李景春（《吉林省中医验方秘方汇编》第三辑）。

【主治】 肝郁肋痛，咳嗽吐血。

【方药】 川贝三钱　蒌仁四钱　茅根三钱　藕节三钱　地榆炭四钱　青皮三钱　郁金二钱　丹皮三钱　贡胶三钱　生地炭四钱　桑皮二钱　木香一钱　斗苓二钱

【加减】 心热加犀角二钱　山栀二钱

【用法】 水煎服三次。孕妇忌服。

【出处】 （《吉林省中医验方秘方汇编》第三辑）。

【主治】 少年咳嗽带血，兼滑精。

【方药】 生地四钱　茯苓二钱　山药四钱　萸肉二钱　丹皮二钱　寸冬二钱　川贝三钱　牡蛎五钱　泽泻五钱　龙骨三钱　当归三钱　女贞三钱　百合二钱

【用法】 水煎服，食前三十分钟服之。

【禁忌】 腥冷物、忌房事。孕妇忌服。

【提示】 滑精止后，去龙骨、牡蛎，数剂即愈。

【出处】 桦甸县（《吉林省中医验方秘方汇编》第三辑）。

【主治】 咳嗽气短，痰沫带血。

【方药】 贡胶一钱半　斗苓五钱　牛蒡子三钱　炙甘草二钱　杏仁三钱　糯米三钱　寸冬三钱　川贝二钱　桑皮四钱　桔梗三钱

百合三钱 五味一钱半 藕节四钱 茅根三钱 生地四钱

【用法】 水煎服三次。孕妇忌服。

【出处】 前郭旗高恩清（《吉林省中医验方秘方汇编》第三辑）。

【主治】 咳血。

【方药】 生地五钱 元参五钱 贝母三钱 丹皮二钱 薄荷二钱 麦冬三钱 白芍三钱 桔梗一钱半 甘草二钱 广皮二钱 阿胶五钱

【用法】 水煎服。

【出处】 姜正卿（《中医验方汇编》）。

附：肺出血

【主治】 肺出血。

【方药】 鲜枫叶一两（有红白两种）

【用法】 用猪肺四两，开水炖服。日二次，每隔四小时一次。

【提示】 痢疾用叶五至六叶煎汤，加蜜一两调服。

【出处】 张文山（《福建省中医验方》第四集）。

【主治】 肺出血。

【方药】 猪锕刺根二两

【用法】 水煎服，日服一二次。

【提示】 并治血淋、烫火伤、无名肿毒疔疖及一切炎症。

【出处】 福州市升平社十四号王习芦（《福建省中医验方》第四集）。

【主治】 肺出血。

【方药】 山豆爿（鲜的）二至三两

【用法】 加猪肺四两炖服，日二次。

【出处】 邓秀英（《福建省中医验方》第四集）。

【主治】 肺出血。

【方药】 鲜豆爿草一至五两

【用法】 加猪肺四方炖服，日二次，每隔四至八小时一次。

【出处】 福州市升平社十四号王习芦、福州市工农街一四三号林友梅（《福建省中医验方》第四集）。

【主治】 肺出血。

【方药】 金瓢羹一至二两

【用法】 加等量冰糖炖服。

【出处】 连江县丹阳区定田村官金盛（《福建省中医验方》第四集）。

【主治】 肺出血。

【方药】 寄生七星剑全草二两

【用法】 用猪蹄炖服。

【提示】 乳房硬结，全草每次一至十五两，水酒各半煎服。

【出处】 福州市升平社十四号王习芦、福州市帮州街十号张朝海（《福建省中医验方》第四集）。

【主治】 肺出血。

【方药】 花蕊石八钱　桑白皮四钱

【用法】 炖开水服。

【出处】 建瓯县陈苍麟（《福建省中医验方》第三集）。

【主治】 肺出血。

【方药】 黄芩一两　白及一两

【用法】 共研细末，和开水为丸，如梧桐大。

【提示】 对于壮年少年习惯性衄血，常服可根治。

【出处】 诏安县诏安梅州乡联合诊所许南昌（《福建省中医验方》第四集）。

【主治】 肺出血（血热妄行，衄血、咯血、吐血）。

【方药】 生侧柏叶二至三两　鲜生地五钱　鸡蛋黄一个　茅花一钱五分

【用法】 将侧柏叶捣烂加一些开水取汁，加上鸡蛋黄调匀，将生地茅花煎汤冲服。

【出处】 龙溪县角美镇中医联合诊所徐步云（《福建省中医验方》第四集）。

【主治】 肺出血。

【方药】 藕节一两　生地六钱　西藏红花一钱　百合五钱

地骨皮二钱

【用法】 水煎服。

【提示】 咳血痰腥臭、潮热、胸痛者服之。

【出处】 省中医进修学校第五期王福泽（《福建省中医验方》第四集）。

【主治】 肺出血。

【方药】 白及二钱　百部一钱五分　女贞五钱　桑椹一钱五分　旱莲草一钱

【用法】 水煎服，每日一剂。

【出处】 建瓯县陈丁卿（《福建省中医验方》第四集）。

七、咳脓痰/脓血

咳吐脓痰或者脓血多是因为咳嗽极重，伤于经络，血热蕴结积久，脓与痰血相杂而出。

这多表明呼吸系统，尤其是支气管、肺部有炎症，常见于支气管炎、肺炎肺脓肿、支气管扩张等，也可见于急、慢性咽炎或化脓性扁桃体炎。

【主治】 顽痰。

【方药】 白矾末五分

【用法】 加香油冷水调之，灌下，痰即消。

【出处】 西宁铁路医院（《中医验方汇编》）。

【主治】 肺痈，右胳膊不能过顶，右肋处肿大，足大拇指上卷。

【方名】 橘叶饮

【方药】 绿橘叶半斤

【用法】 水煎服。

【出处】 景县张凤文（《十万金方》第十二辑）。

【主治】 肺痈（肺脓疡）。
【方药】 肺形草（即血见愁）
【用法】 每次一两，捣烂炖好，调冰糖，当茶常服。
【出处】 莆田县林国恩（《福建省中医验方》第二集）。

【主治】 肺痈（肺脓疡）。
【方药】 生车前草
【用法】 绞汁一大碗，生饮，每日一次，连服四天。
【出处】 同安县吴树义（《福建省中医验方》第二集）。

【主治】 肺痈（肺脓疡）。
【方药】 陈年盐芥菜汁一杯
【用法】 炖，温服。
【出处】 厦门市陈润甫（《福建省中医验方》第二集）。

【主治】 肺痈（肺脓疡）。
【方药】 蕴菜
【用法】 煎服。
【提示】 蕴菜即空心菜，或称蕹菜。
【出处】 同安县张聿绅（《福建省中医验方》第二集）。

【主治】 肺脓肿或肺坏疽。
【方药】 鱼腥草（即蕺菜）五钱
【用法】 炖猪肺食。
【出处】 顺昌县夏拱吾（《福建省中医验方》第三集）。

【主治】 肺脓肿或肺坏疽（肺痈、吐臭脓痰症）。

【方药】 鲜橘叶一大把

【用法】 将上药洗净，捣汁饮之，吐出脓血自愈。

【出处】 南平市中医院陈义勇（《福建省中医验方》第四集）。

【主治】 肺脓肿或肺坏疽（久嗽、肺痿、肺燥、肺痈吐脓者）。

【方药】 田字草五钱

【用法】 久嗽未愈，和陈旧猪骨少许，同炖服。肺痿、肺燥、肺痈者取田字草焙干，研为细末和梅片一分，开水送服。早晚服之，三日见效。

【出处】 武平县林质诚（《福建省中医验方》第四集）。

【主治】 肺痈。

【方药】 白及若干

【制法】 研为细末。

【用法】 米熬汤，每服三钱。

【出处】 党泽峰（《河南省中医秘方验方汇编》）。

【主治】 肺脓疡。

【方药】 青杨树叶二斤

【制法及用法】 将杨叶放锅内煮熟。当煮时不加盖。煮至量约两碗许，慢慢服下。

【治验】 沁源杭村，宋年根，男，成人，1955 年夏天，患肺脓疡。该患者煎服杨叶两碗，吐多量的脓性痰，三天病热大减，后即愈。

【出处】 沁源县王政九（《山西省中医验方秘方汇集》第二辑）。

【主治】 肺痈（面萎黄，口吐臭痰，呼吸困难）。

【方药】 夜合草四两

【制法及用法】 将此草药，煮精肉吃，数次即愈，小儿减半。

【提示】 夜合草叶似公母草茎和兜呈紫红色，其叶日开夜合。

【出处】 宜春县卫协会刘端俊（《江西省中医验方秘方集》第三集）。

【主治】 肺脓肿。

【方药】 以黄连素制成2%黄连素浸膏

【用法】 2%黄连素，每周三次气管内滴入，每次5~10毫升。

【出处】 锦州市紫荆山结核病医院（《中医名方汇编》）。

【主治】 肺脓肿。

【方药】 黄连素

【用法】 每日30毫克，分两次服，每一疗程三月、半年、一年。

【出处】 （《中医名方汇编》）。

【主治】 肺痈。

【方药】 陈芥菜卤

【用法】 内服。

【提示】 陈年芥菜卤愈陈愈好。制法，取芥菜卤放入酒坛内密封，埋入经常有人经过的泥土中，日久则清澈如水，每用二至三两蒸服。一日二次。

【出处】 瑞安县池如勋（《浙江中医秘方验方集》第一辑）。

【主治】 肺痈咳嗽吐脓痰

【方药】 白及

【制法】 切成薄片，为末。

【用法】 每服三钱，米汤冲服，逐渐痊愈。

【出处】 曾禄高（《中医采风录》第一集）。

【主治】 痰饮喘嗽。

【方药】 萝卜一个 麻雀一只

【用法】 把萝卜挖开一孔，装入麻雀，用泥封固，置火上烧熟捣烂，挤出汁来，一次服下，连服五次。

【出处】 赤城县吴思温（《十万金方》第一辑）。

【主治】 肺痈。

【方药】 炙白及五钱 辰砂五钱

【制法】 共研极细末。

【用法】 吹入鼻孔内。

【治验】 多次即愈。

【出处】 沽源县李宇宸（《十万金方》第一辑）。

【主治】 肺痈。
【方药】 好梨七个　朱砂七钱
【制法】 将朱砂研成细末，放于梨内，蒸熟。
【用法】 每日服梨一个。
【出处】 康保县李宝山（《十万金方》第一辑）。

【主治】 肺痈初期，咳嗽吐痰，略有腥味。
【方药】 紫皮蒜一头　干醋四两
【制法】 大蒜去皮捣烂，贮于醋中，用砂锅煎熬。
【用法】 大蒜与醋熬好，饭后一次服完。
【治验】 治愈多人，很有功效。
【出处】 康保县屯垦飞跃公社医院李孟道（《十万金方》第一辑）。

【主治】 肺痈。
【方药】 人中白二钱　陈醋五钱
【制法】 人中白研面，与醋混合。
【用法】 用白开水送下。
【治验】 保安营子黄某，男，35岁，患此病服上方痊愈。
【出处】 康保县处长地村申明久（《十万金方》第一辑）。

【主治】 肺痈。

【方药】 地骨皮四两　猪蹄一只

【制法】 共煮之。

【用法】 酌量温食。

【出处】 党泽峰（《河南省中医秘方验方汇编》）。

【主治】 肺痈，唾浓痰，呼出气臭。

【方药】 路边金（根、茎、枝、叶都可，根茎要刮去粗皮）三四两　猪肺（泡洗干净）一个

【用法】 共煮吃，连吃四五次。

【提示】 路边金，属茜草科植物。土医以治热证、痔疮、妇人白带。余取视之，即六月雪。《宁乡县志》六月雪俗称路边金。

此秘方系卢毅同志的岳父张毓良先生所遗。六月雪、路边金虽于文献无治咳嗽、唾浓痰记载，但据《植物名实图考》所引，主恶疮，治瘰疬、痔疮，或有消炎排脓等作用。此物田边生长颇多，夏秋开白花，容易认识采用。

【出处】 宁乡涌泉山乡卢毅（《湖南省中医单方验方》第二辑）。

【主治】 肺痈，吐脓血。

【方药】 猪肺一个　白及四两

【制法】 将猪肺阴干为末，白及研末炒黄，面糊为丸。

【用法】 每服三钱，每日早晚服一次，久服即愈。

【出处】 濮阳黄庆余（《河南省中医秘方验方汇编》续一）。

【主治】 咳嗽痰饮。

【方药】 白莱菔一个　鸡蛋七个　白胡椒四十九个

【制法】 在鸡蛋上扎一孔，每蛋装入七个白胡椒，用纸把眼糊住，在春季三四月将莱菔和蛋埋于地下，经一百二十天取出，只要鸡蛋。

【用法】 每日吃一个鸡蛋，共吃七天。

【治验】 吃时不要怕臭，此方很有疗效。

【出处】 沽源县（《十万金方》第一辑）。

【主治】 痰喘咳嗽。

【方药】 焦神曲三钱　炙冬花三钱　广砂仁一钱半

【制法】 共为细末，分为三包。

【用法】 日服三次，每次一包，开水送服。

【出处】 宣化县王聚（《十万金方》第一辑）。

【主治】 咳嗽浓痰，臭不可当，令人不可向迩者。

【方药】 桔梗四钱　粉草三钱　蒲黄四钱

【用法】 煎成汤剂服。可连服多剂，如有他症，可随症增配他药。

【提示】 连服三剂后，臭痰即可大减，甚至消失。

【出处】 省中医药研究所唐构宇（《湖南省中医单方验方》第二辑）。

【主治】 肺痈胸痛，唾脓样腥臭痰，发热。

【方药】 路边金一两　牛口刺二两　蒲公英五钱

【用法】 煎服。

【提示】 此方宜于肺痈初起，久病忌服。

【出处】 宁乡县中医王镇坤（《湖南省中医单方验方》第二辑）。

【主治】 肺痈、臭气。

【方药】 败酱草三两　川贝母三个　红枣五枚

【制法及用法】 净水六百西西，煎服二百西西，早、午、晚三次分服，渣再煎，取药汁当水常服。

【出处】 大同市高鼎臣（《山西省中医验方秘方汇集》第二辑）。

【主治】 肺痈：咳嗽吐脓血痰，有臭气。

【方药】 白及面二钱　汉三七面二钱　薏米二两五钱

【用法】 先将薏米煮成粥状，再投入三七面和白及面搅匀，均三至四次服之。孕妇忌服。

【治验】 （1）金某某，男，27岁，汪清县中学教师，患此病，咳嗽，吐脓血痰有恶臭，发高热，侧胸有刺痛，经医院治疗数次未愈，经余诊治，用此方半料，其病痊愈。（2）王某某，女，三十五岁，住石岘，初患肺结核，经西医治疗，注链霉素百余支，其病转愈。在五四年忽然吐脓血痰有恶臭味，经余诊治，急用此方加蛤蚧面五钱，服一付其病痊愈。

【出处】 吉林师大周兰泽（《吉林省中医验方秘方汇编》第三辑）。

【主治】 肺痈（咳嗽唾脓血，腥臭难闻）。

【方药】 百合 白糖四两 豆腐一斤 水煮食之

【提示】 此方为肺病补养之品，常服有强壮抗菌之效。

【出处】 代县王道章、临县阎生斗（《山西省中医验方秘方汇集》第三辑）。

【主治】 肺痈。

【方药】 桔梗二两 甘草二两 菠菜带根洗净拾斤

【制法】 桔梗甘草煎汤，菠菜熬为膏。

【用法】 先服甘草桔梗汤，服后有大吐脓的现象，过一日后，继续冲服菠菜膏，一日三次，一次三匙，空心服。

【出处】 洛专万圣中（《河南省中医秘方验方汇编》续一）。

【主治】 肺痈，咳吐臭痰如脓。

【方名】 治咳嗽方。

【方药】 苡仁一两 桔梗一两 通草一两 芦根二两

【制法及用法】 水煎服。

【提示】 本方由千金苇茎汤加减而成，有清凉泻肺作用，对咳吐脓痰最为对症，可以试用。

【出处】 何长兴（《成都市中医验方秘方集》第一集）。

【主治】 肺痈。

【方药】 苇茎一两 薏米八钱 冬瓜仁五钱 桃仁三钱

【制法】 水煎。

【用法】 温服。

【出处】 赤城县邓佑汉（《十万金方》第一辑）。

【主治】 肺痈，吐臭痰。

【方药】 银花十两　寸冬一两　元参二两　甘草五钱

【制法】 先将银花煮水，再用银花水煎此三味药。

【用法】 徐徐饮之，轻者二剂，重者四剂即愈。

【出处】 宁晋县张式如（《十万金方》第三辑）。

【主治】 肺痈（肺脓疡）。

【方名】 鸡阿苏丸

【方药】 桔梗五钱　甘草一两　青黛三钱　薄荷冰五钱

【制法】 共为细面，鸡阿苏合为丸，每丸重三分。

【用法】 每服二丸，一日两次。

【出处】 张家口市薛和卿（《十万金方》第十二辑）。

【主治】 肺痈。

【方药】 猪肉（红肉）四两　初产妇乳　黄酒　童便各四两

【制法及用法】 将猪肉切碎，与人乳、黄酒、童便置于一器，用慢火煮熟。一顿食尽。口渴时最好吃梨。

【禁忌】 鸡肉、房事。

【出处】 应县曹昶周（《山西省中医验方秘方汇集》第二辑）。

【主治】 吐痰腥臭，脉搏浮洪，面色潮红，呼吸困难，胸背急痛，舌苔色红等症。

【方药】 薏米四两　白糖四钱　川贝母粉二钱　槟榔粉三钱

【制法及用法】 薏米用水淘七次，先熬薏米以熟为度，再将其余三种药放入熟薏米中调匀，早晚分两次吃完。

【禁忌】 荤腥。

【出处】 天镇县张进美（《山西省中医验方秘方汇集》第二辑）。

【主治】 肺脓肿。

【方药】 千金苇茎汤

【制法】 水煎。

【用法】 内服。

【出处】 唐元亮（《中医采风录》第一集）。

【主治】 肺脓肿。

【方药】 基础是千金苇茎汤，是对于一般病例。对病势较重病例，加用白虎汤；有的病例呈现脓毒血症状时，即加用黄连解毒汤，以及银花、连翘、蒲公英等清热解毒药；如久病咳嗽、咯血，以养阴清肺；如病人咳嗽咯血，即加用茅根、旱莲、侧柏炭、藕节、鲜荷叶等凉血止血的药物。

【出处】 四川医学院（《中医名方汇编》）。

【主治】 肺病。

【方药】 生蜂蜜五钱　鲜枇杷叶二钱　茶叶二钱　灯心草五分

【用法】 刷净枇杷叶背面的毛，背面朝上，两端用手捏住成一船形，盛一二匙生蜂蜜倒入枇杷叶的船形内，在茶油灯心草上熬煎，蜂蜜煎开后即可服用，每晨一二匙，晚间临睡前一二匙。

【出处】 西宁铁路医院史长旭（《中医验方汇编》）。

【主治】 肺痈。

【方药】 甘草四钱　桔梗四钱　知母二钱　贝母四钱　天冬二钱

【制法及用法】 将上药共研为粉末，均分为三份，日服一份，开水冲泡，作茶频饮。

【禁忌】 服药期间忌食猪油、肉。

【出处】 定襄韩恩云（《山西省中医验方秘方汇集》第二辑）。

【主治】 肺痈、肺痿，吐脓血痰有恶臭味。

【方药】 蛤蚧（新鲜的最佳）一对　川贝二两　黄蜡二两　蜂蜜二两　黄酒四两

【用法】 用黄酒将蛤蚧浸透，用瓦焙干，和上药共研细面，再将黄蜡、蜂蜜共合一处，丸成绿豆大小丸，每服三钱，一日三次服下。

【出处】 吉林市高洪志（《吉林省中医验方秘方汇编》第三辑）。

【主治】 肺痈初起。

【方药】 鲜水芦根二尺　冬瓜仁五钱　桃仁三钱　生苡仁四钱　鱼腥草五钱

【用法】 水煎分二次服，日服一剂，连服数剂。

【提示】 此即千金苇茎汤加鱼腥草。

【出处】 魏治平（《浙江中医秘方验方集》第一辑）。

【主治】 肺痈。

【方药】 白及一两　天冬三钱　麦冬三钱　甘草三钱　豆腐一斤

【用法】 煎服。

【提示】 豆腐最好是用石膏点的，白及可酌减。

【出处】 龙泉县戴子珍（《浙江中医秘方验方集》第一辑）。

【主治】 肺痈（初期）。

【方药】 活鲫鱼一条　白及三钱　佩兰叶三钱　桔梗二钱　苏梗二钱

【用法】 鲫鱼不去肠鳞，将藓叶和树根皮共捣如泥。将其余四味研末，灌入鱼腹，缝好，煨鱼汁，临睡前服。

【提示】 服三四剂即愈。

【出处】 青海石油职工医院刘汗喜（《中医验方汇编》）。

【主治】 治肺痈。

【方名】 治肺痈方（祖传）

【方药】 玄参四两　甘草一两　天冬二两　寸冬二两　桔梗一两　二花一两

【用法】 水煎，徐徐服。

【治验】 城关镇东关街王某某，50 岁，1954 年患肺痈，经此方治疗，三剂而愈。

【出处】 蔚县城关镇卫协会孟秀英（《十万金方》第一辑）。

【主治】 肺痈，胸痛，吐脓血。

【方药】 银花八两　寸冬一两　元参一两　当归一两　白芍五钱　甘草一两

【制法】 先煮银花数沸去滓，再用银花汤煎诸药。

【用法】 徐徐饮之。

【出处】 宁晋县张式如（《十万金方》第三辑）。

【主治】 肺痈（吐臭痰和脓血）。

【方名】 清肺解毒汤

【方药】 生地一两　元参一两　麦冬五钱　双花一两　黄芩三钱　甘草五钱

【制法】 水煎服。

【用法】 顿服，日服一剂。

【出处】 滦县耿廷印（《十万金方》第十二辑）。

【主治】 肺痈。

【方药】 元参半斤　桔梗一两　百合一两　寸冬二两　贝母一两　白及五钱

【制法】 用水约五六碗，煎至三碗。

【用法】 二小时许徐徐服完，第二日煎服第二料，服两剂后可酌量加减。

【出处】 金永亮（《河南省中医秘方验方汇编》）。

【主治】 肺痈。

【方药】 芦根五钱　生米仁一两　冬瓜仁一两　净桃仁二钱　生甘草一两　白桔梗三钱

【用法】 煎服。

【提示】 此为专治肺痈的千金苇茎汤合甘桔汤方。

【出处】 永康县徐凤仪（《浙江中医秘方验方集》第一辑）。

【主治】 肺病。

【方药】 蛤蚧一对　川贝母三钱　甘草三钱　半夏三钱　茅根三钱　杏仁三钱

【用法】 研为细末，炼蜜为丸，黄酒送服，每日三次，每次二钱五分。

【提示】 饭前饭后均可。轻者三剂愈；重者七八剂止，十一十二剂愈。

【出处】 青海石油职工医院赵景辉（《中医验方汇编》）。

【主治】 肺痈（咳嗽吐脓血，腥臭难闻，颧红，食欲不振。午后发热，夜间盗汗，胸痛尿赤）。

【方药】 金银花二至四两　黑元参二至四两　蒲公英四至八钱　条黄芩三至六钱　桔梗六钱至一两　白芍三至六钱　气虚加潞党参（初得勿用）一两

【制法】 水煎。

【用法】 内服，一二十剂。

【出处】 洛专万圣中（《河南省中医秘方验方汇编》续一）。

【主治】 老人咳嗽气短。天冷时喘咳气短（支气管炎，喘息）。

【方药】 炙麻黄二钱 炒杏仁二钱 五味子五钱 米壳二钱 煅石膏二钱 生草一钱

【用法】 水煎服。

【出处】 离山任致聪（《山西省中医验方秘方汇集》第三辑）。

【主治】 咳吐臭痰，发热汗出，不欲近衣，渴而喜冷，时有头疼脉数。

【方药】 银花六钱 沙参三钱 生地三钱 牛子三钱 川贝三钱 白芍一钱五分 石膏六钱 山药四钱 甘草五钱 元参三钱

【用法】 水煎服。头疼加石膏，不疼不加，肋疼加白芍、瓜蒌、柴胡。

【出处】 沽源县（《十万金方》第三辑）。

【主治】 肺痈发寒发热，胸痛咳嗽，吐脓样臭痰，日久不能食，形体日瘦。

【方药】 桔梗五钱至一两 杏仁四钱 贝母三钱 苡仁五钱 石斛四钱 山药四钱 白术三钱 沙参三钱 甘草二钱 银花一两 连翘五钱 橘红三钱 百合三钱 桑皮四钱

【用法】 水煎分三次服

【治验】 ①1957 年春宁晋县黄二营宁云连，男，46 岁，患肺痈吐脓血服上方十余剂愈。②1958 年春江发科于 18 岁患肺痈服上方十余剂愈。

【出处】 宁晋县黄桂（《十万金方》第三辑）。

【主治】 肺痈，其症见胸膈满疼，咳嗽吐腥臭痰，身热亢炽。

【方药】 元参 银花各一两 寸冬 瓜蒌 天花粉各五钱 百合 橘红 贡胶 双皮 栀子 连翘 黄芩各三钱 甘草一钱

【用法】 水煎服，一日一剂，三剂见轻，六七剂即愈。

【出处】 行唐县郑洛茂（《十万金方》第三辑）。

【主治】 肺痈，气促喘满，痰中脓血，有臭味，面目浮肿，不能安卧者。

【方名】 地锦固金汤

【方药】 织锦罗（一名地锦罗，一名血见愁，俗名雀儿卧旦）二两 百部草五钱 蒲公英五钱 金银花四钱 炙紫菀三钱 浙贝母二钱 麦冬三钱 天门冬三钱 生石膏打三钱 桔梗五分 旋覆花一钱

【制法】 用武火煎药。昼夜不能眠者，多加织锦罗；痰吐梗阻，多加桔梗、旋覆花；脓血过多臭味大者，多加银花、蒲公英、炙紫菀；高烧胸胁痛，多加生石膏、二冬、百部草；咳喘，多加浙贝。

【用法】 水煎服。

【出处】 定县李化南（《十万金方》第十二辑）。

【主治】 肺痈，吐脓血带臭痰，两肋作痛。

【方名】 理肺丸

【方药】 川贝三钱 白及三钱 乳香二钱 没药二钱 血竭花三钱 自然铜一钱 大片砂五分 三七参二钱

【制法】 共为细末 炼蜜为丸，每个五分重，自然铜须

用醋煅。

【用法】 每日三次，饭后白水送下，吐痰无血时可去三七参。

【出处】 武安县李裕民（《十万金方》第十二辑）。

【主治】 肺痈，咳嗽吐血，吐如脓状物，胸痛等。

【方名】 加味苇茎汤

【方药】 苇根五钱 桃仁 杏仁 桔梗 黄芩 寸冬各三钱 瓜蒌五钱 薏米八钱 生地五钱

【用法】 水煎服。

【出处】 唐山市吴子华（《十万金方》第十二辑）。

【主治】 咳嗽吐脓样痰，有臭味，虚弱无力。

【方药】 沙参三钱 川贝三钱 枳壳二钱 寸冬三钱 瓜蒌四钱 泽泻二钱 橘红二钱 皮苓三钱 紫菀二钱 知母三钱 白芍四钱 甘草一钱 冬瓜子一两 百部二钱

【用法】 水煎，温服。

【出处】 唐山市工人医院（《十万金方》第十二辑）。

【主治】 肺痈（吐臭脓痰）。

【方药】 橘红三钱 寸冬三钱 川贝母三钱 瓜蒌三钱 杏仁二钱 双花三钱 桔梗三钱 甘草二钱 竹叶一钱 知母三钱

【制法】 水煎服。

【用法】 日服二剂，连服三日。

【出处】 涞县许树棠（《十万金方》第十二辑）。

【主治】 肺痈吐脓血，痰带臭味，胸部内作痛。

【方药】 银花一两　连翘四钱　栀子三钱　生地五钱　天冬四钱　元参三钱　百合三钱　生草三钱　竹茹三钱　紫菀四钱　全归四钱

【制法】 将前药配汤剂加水六百毫升煎一次，再加水三百毫升煎渣一次，二次掺匀。

【用法】 分二三次服用。忌食酒肉辣味之食品。

【出处】 怀来县王振纲（《十万金方》第十二辑）。

【主治】 肺痈（咳嗽吐脓血，胸部两肋刺疼）。

【方药】 金银花四两　元参五钱　寸冬四钱　瓜蒌仁五钱　百部一钱　贝母二钱　花粉一钱　当归三钱　蒲公英四钱　白芍三钱　生草四钱

【用法】 水煎服，多数收效较大。

【加减】 体壮者加薄荷三钱。

【出处】 阳城宋达贤（《山西省中医验方秘方汇集》第三辑）。

【主治】 肺痈（即肺脓疡）。

【方药】 黑元参八钱　天门冬四钱　桔梗二钱　甘草一钱　蒲公英三钱　金银花三钱　百部三钱

【用法】 水煎分二次服，每日服二剂，早晚各服一剂。另服薏米粥（生薏米一两，白米一两，煮粥食）。

【治验】 胡某之爱人，患咳嗽胸胁痛。两颊发赤，呼吸极度困难，咳唾浓痰，特别腥臭。雪天邀予出诊，诊其脉浮洪而数，胸高胁胀，痰如浓样，兼有淡红血丝，当时用竹片挑其痰，不粘连，纯系脓液。连服上方三剂，症状减轻；连服十剂，脓痰已止，尚有颊赤，少眠。但因患者经济困难，无力服药，遂采用忍冬藤十余斤浓熬取汁，加入蜂糖二斤收膏，每次一两，每日服三次，早午晚用开水冲服，服后诸症消失，恢复如常。

【出处】 奉新县许伯熙（《锦方实验录》）。

【主治】 肺痈。

【方药】 加味苇茎汤：生黄芪三钱　金银花五钱　连翘三钱　当归三钱　冬瓜仁一两　苡仁米一两　桔梗三钱　桃仁二钱　生甘草二钱　芦根五钱　白茅根五根

【用法】 以上药为成人一日量。水煎服，每日一剂。

【治验】 在门诊治疗了五例，一般服用十剂，即可痊愈。如患者陈某某，男，四十岁，患咳嗽，左胸痛，唾脓血，有腥臭味，吃黄豆亦不觉腥，经X光透视和摄片，确诊为肺脓疡，治疗无效，改服中药，经用上方十剂，痊愈。

【提示】 以上二方，均在《金匮》桔梗甘草汤、千金苇茎汤的基础上，配伍清热解毒之品，对肺痈脓已成者，实能补金匮之不足。根据临床经验，若能再加犀黄丸则收效可能更速。

【出处】 宜春专区人民医院中医科（《锦方实验录》）。

【主治】 肺痈。

【方药】 加减阳和汤：麻黄一钱　附片三钱　炮姜五分　鹿胶三钱　芥子一钱半　熟地一两　甘草一钱

【用法】 水煎服。

【治验】 胡×采，男，二十一岁，业农，住本县罗坊雷山乡田埠村。1954年10月26日就诊。诉发病五个多月，现在咳吐腥臭脓痰，左锁骨下第二肋间隆起包块大如馒头，外观皮色正常，呼吸咳嗽时有痛感，倦怠，食欲不振，颜面苍白，身体消瘦，脉细数，体温35℃。经胸壁穿刺，抽出脓液二十毫升。给服加减阳和汤四剂，咳嗽、脓痰、胸痛、包块等症状均消退，食欲、精神转佳，服人参营养汤及十全大补汤近二十剂而愈。

【提示】 阳和汤本疗阴疽内陷，近世多用它治寒性脓疡。患者肺痈引起胸壁脓，此证属于虚寒下陷，即以此方治之，故服四剂而转危为安。

【出处】 新余县敖保世（《锦方实验录》）。

【主治】 肺痈。

【方名】 千金苇茎汤加味

【方药】 芦根五钱　米仁八钱　冬瓜仁五钱　象贝八钱　桑白皮二钱　金银花四钱　连台三钱　橘络二钱　丝瓜络三钱　白茅根三钱　甘草二钱　花粉三钱

【制法及用法】 水煎服。

【禁忌】 酸辣煎炒刺激性食物。

【出处】 金溪县卫协分会邹道明（《江西省中医验方秘方集》第三集）。

【主治】 肺痈。

【方药】 土茯苓　金银花　双皮　沙参　蒌仁　连轺　生地各三钱　天冬　寸冬各钱半　黄芩二钱　米仁三钱　竹叶一

钱半

【用法】 隔水煎二次，先后分服，连服三剂，病渐减轻。

【出处】 邹梧生（《崇仁县中医座谈录》第一辑）。

【主治】 肺脓肿。

【方药】 山海螺（又名牛附子）为主药，合煎还有当归、牡丹皮、薯芋、芦根、连翘、桔梗、甘草、鹿蹄草、冬瓜子、醉鱼根等药加减。

【出处】 湖南衡山沙泉卫生所（《中医名方汇编》）。

【主治】 肺痈。

【方药】 土茯苓三钱 知母二钱 黄芩一钱半 牛蒡子一钱半 金银花四钱 浙贝二钱 白芍一钱半 甘草八分 地骨皮二钱 麦冬三钱 紫菀一钱半

【用法】 水煎服。

【禁忌】 忌食辛热煎炒。

【出处】 江西上犹邱运中（《中医名方汇编》）。

【主治】 肺痈。

【方药】 黄芩一钱半 贝母一钱半 桔梗三钱 杏仁一钱 甘草一钱 花粉三钱 白前一钱

【用法】 水煎服。

【出处】 马蓁林（《大荔县中医验方采风录》）。

【主治】 肺痈。

【方药】 百合固金汤加减：银花五钱 寸冬三钱 玄多三

钱　黄芩三钱　白芷二钱　百部二钱　天冬三钱　当归三钱　赤芍三钱　黄芪五钱　生地三钱　桔梗三钱　贝母三钱　甘草一钱半

【用法】每剂熬三次，用水600毫升煎成200毫升，每日服三次，每隔六小时服一次。

【治验】金某某，男，45岁，农民，住通化县西江乡，患肺痈病一年余。症状：时常咯出暗黑臭味脓血痰，每日吐出二三次，面色痿黄，肌肉消瘦，气喘不能卧，发高烧体温在摄氏39度以上，病势危急，经用本方二十七剂痊愈。

【出处】通化县成益庆（《吉林省中医验方秘方汇编》第三辑）。

【主治】肺痈，症见胸肋痛、咳嗽不止，吐脓血或吐泡沫痰。

【方药】知母五钱　贝母二钱　天冬一钱　寸冬一钱　苡仁五钱　五味一钱　甘草八分　桔梗八分　半苓八分　百合八分　阿胶八分

【加减】虚者加人参。

【用法】水煎服三次，在每次服时加饴糖一匙。孕妇忌服。

【出处】榆树县王永纯（《吉林省中医验方秘方汇编》第三辑）。

【主治】肺痈，咳吐脓血腥臭，阴分热甚，脉数而无力，口干。

【方药】生苡仁三钱　丹皮一钱五分　蒸百合二钱　玄参一钱五分　叭杏仁二钱　栝蒌仁一钱五分　白及二钱　桔梗二钱　麦

冬二钱　桑白皮二钱　知母一钱　贝母一钱

【用法】水煎凉服。

【禁忌】忌食炙炒油腻等物。

【提示】本方清肺热、养肺阴，处方及用量颇适当。

【出处】金华市吴德奎（《浙江中医秘方验方集》第一辑）。

【主治】肺痈。

【方药】白及片一钱五分　桔梗一钱五分　甘草节一钱　橘红一钱五分　川贝母一钱五分微炒　葶苈一钱　生米仁五钱　银花四钱　栝蒌仁（炒）二钱　炒枳壳一钱

【用法】煎服。

【禁忌】忌鱼腥刺激。

【提示】本方川贝改用浙贝亦可。

【出处】金华市宋志澄（《浙江中医秘方验方集》第一辑）。

【主治】肺痈，脓痰带血。

【方药】北沙参　马兜铃　黄芩　桑白皮各三钱　川贝　竹茹各二钱　枇杷叶六片去毛

【用法】每日上下午各服一剂，连服十余剂。

【出处】陈树棠（《浙江中医秘方验方集》第一辑）。

【主治】口腥臭，吐脓血，气喘胸痛，恶寒身痛，舌苔白者。

【方药】泡参　茯苓　枳壳　桔梗　柴胡　二活　川

芎　银花　连翘　白及各三钱　甘草　薄荷各二钱

【制法】 水煎。

【用法】 内服。

【出处】 周惠明（《中医采风录》第一集）。

【主治】 肺痈，咳嗽脓痰。

【方药】 炒银花四钱　连翘（炒）二钱　败酱草二钱　白及二钱　正北芪二钱　桔梗二钱　正阿胶二钱蛤粉炒珠　生苡米三钱　黄豆衣一撮　马兜铃二钱

【制法及用法】 煎服。

【治验】 ①四例患者咳嗽、发冷、发热、吐臭痰服药后都见好转，另日换方，改用生苡米一两，东瓜子一两，以荷叶（新鲜的更好）包好扎紧，放钵内煮一炷香，取出，去药渣不用，再用陈芥菜、盐菜水（取出一盅）兑药服，服后痰吐不做臭味。

②有一妇女患者吃上药后痰不臭，忽便血两日，即嘱患者不要着惊，是肺痈病毒去新生的好征兆。再以生苡米一两、冬瓜子一两，兑陈芥菜、盐菜水服而愈。

【出处】 新建卫协分会（《江西省中医验方秘方集》第三集）。

【主治】 肺痈。

【方药】 桔梗二钱　防己二钱　生谷芽二钱　生苡仁二钱　蒌仁二钱　百合二钱　桑皮（炙）二钱　枳壳（炒）二钱　当归二钱　甘草二钱　忍冬藤二钱　鲜芦根二钱

【用法】 水煎服。

【提示】 此验方在初期用。

【出处】 青海石油职工医院刘汗喜（《中医验方汇编》）。

【主治】 肺痈（初期）。

【方药】 怀山药三钱　炒谷芽三钱　麦冬二钱　生苡仁三钱　金石斛二钱　沙参二钱　茜草根二钱　白芍三钱　百合三钱　夏枯草三钱　忍冬藤二钱　老芦根三钱

【用法】 水煎服。

【出处】 青海石油职工医院刘汗喜（《中医验方汇编》）。

【主治】 肺痈，咯痰，胸满气短，发热。

【方药】 葶苈饮：甜葶苈（炒）一两　桔梗一两　瓜蒌一两　升麻一两　薏苡仁一两　桑白皮一两　葛根一两　甘草（炙）五钱　生姜五钱

【用法】 共研细末，每次用五钱煎汤，澄清服之，一日二次。

【出处】 西宁中医院耿子元（《中医验方汇编》）。

【主治】 肺痈，咯脓血。

【方药】 霜桑煎：紫菀一两　霜桑叶一两　冬花一两　百合（炙）一两　杏仁一两　阿胶一两　贝母一两　蒲黄一两　法半夏一两　真犀角五钱　甘草（炙）五钱　人参五钱

【用法】 共研粗末，每次用五钱，加生姜一片煎汤，澄出服之，一日二次。

【出处】 西宁中医院耿子元（《中医验方汇编》）。

【主治】 肺痈。

【方药】 黄连一钱　远志二钱　川贝母二钱　川朴一钱　鳖甲二钱　牡蛎三钱　三七一钱　党参二钱　朱砂一钱半　白及三钱　甘草二钱　沙参三钱

【用法】 水煎服。

【提示】 轻者二三剂，重者五六剂痊愈。

【出处】 互助人民医院杨焕（《中医验方汇编》）。

【主治】 肺痈。

【方药】 黄芪一钱半　银花二钱　知母二钱　贝母三钱　玄参二钱　沙参三钱　乳香二钱　没药二钱　牛蒡子三钱　白芍三钱　甘草一钱

【用法】 水煎服。

【出处】 互助人民医院杨焕（《中医验方汇编》）。

【主治】 肺痈。

【方药】 知母　贝母　生地　熟地　天冬　麦冬　山药　山萸　楮实子　五味子　覆盆子　柏子仁　蛇床子　枸杞子　潼蒺藜　阿胶　甘草　芡实各一两　蛤蚧一对　乌贼骨一两

【用法】 共研细末，炼蜜为丸，重三钱，每服一丸，早晚服，开水送下。

【出处】 互助人民医院杨焕（《中医验方汇编》）。

【主治】 肺痈，吐脓血。

【方药】 二花一两　当归四钱　寸冬五钱　元参五钱　甘草

一钱半　生地炭四钱　川贝三钱　橘仁二钱　白芍三钱　黑栀二钱

【制法】 水煎。

【用法】 内服。

【出处】 滑县容克彬（《河南省中医秘方验方汇编》续一）。

八、百日咳

百日咳又名顿咳、天哮、鸡咳，是一种流行于冬春季节的传染病。临床以阵发性、痉挛性咳嗽和痉咳后有特殊的吸气性回声为特征。多由于时行疫毒犯肺，肺气不宣，气郁化热，酿液成痰，阻于气道，气机上逆而成。

现代医学认为本病因感染百日咳杆菌所引起。

【主治】 百日咳。

【方药】 老公须（又名百条根）三钱

【用法】 煎汤服。

【出处】 霞浦县潘马金（《福建省中医验方》第二集）。

【主治】 百日咳。

【方药】 蜜兰花（随年朵，即一岁用一朵）

【制法】 福建山兰又名官兰，庭园多培植。夏秋间开花，味清香。取其开透未谢的花，置于净瓶中以蜜渍之。

【用法】 冲开水服。

【提示】 咳嗽连声，咳声如鹭鸶叫，或痰中混有血丝者可用。临床治愈多例。

【出处】 晋江县赵伯英（《福建省中医验方》第二集）。

【主治】 百日咳。

【方药】 狗吊（即黄独，又名土茆、吊薯、土芋）一大粒

【用法】 炖冰糖服。

【出处】 顺昌县张璧光（《福建省中医验方》第三集）。

【主治】 百日咳嗽。

【方药】 茅根二钱 百部二钱 清夏二钱 生姜二钱 寸冬五钱 蒌仁二钱

【用法】 水煎服。

【出处】 安国县吴王庄吴培耀（《祁州中医验方集锦》第一辑）。

【主治】 痉挛期的咳嗽。

【方药】 桔梗 紫菀 白前 百部 陈皮 贝母各一钱五分 杏仁二钱 枇杷叶二钱 甘草一钱 马兜铃一钱五分

【制法】 水煎。

【用法】 日服二次。

【出处】 监利县（《湖北验方集锦》第一集）。

【主治】 百日咳。

【方药】 蜜炙麻黄二分 杏仁 旋覆花 紫菀 麦冬 白前各二钱 川贝 橘红 竹沥半夏各一钱半 炙甘草六分

【用法】 水煎服。

【出处】 陈梦松（《浙江中医秘方验方集》第一辑）。

【主治】 百日咳，连声顿咳，咳出痰涎及鲜血。

【方药】 大生地 女贞子各四钱 百合 天冬 麦冬 知母各一钱半 百部 茜草炭 旱莲草各二钱 黄柏一钱 鲜茅根一两

【用法】 水煎服。

【提示】 此方出血期服用，效果最好。潮热可加生龟板三钱，淡菜五钱。

【出处】 叶蔼青（《浙江中医秘方验方集》第一辑）。

【主治】 百日咳。

【方药】 麻黄 石膏各一钱 杏仁一钱半 甘草八分 生柏叶心一两 大枣五枚 赤糖二两

【用法】 用水煎，分四次至六次服下。

【出处】 莆田县张超杰（《福建省中医验方》第三集）。